对症按摩

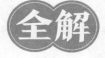
全解

王信卿/主编

U0388706

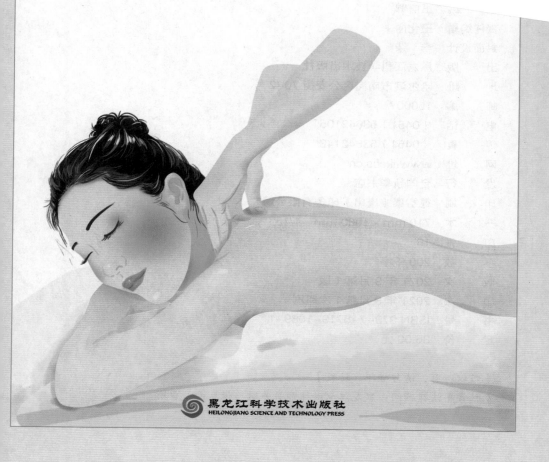

黑龙江科学技术出版社
HEILONGJIANG SCIENCE AND TECHNOLOGY PRESS

图书在版编目（CIP）数据

对症按摩全解/王信卿主编．－－哈尔滨：黑龙江
科学技术出版社，2021.9
ISBN 978-7-5719-1089-1

Ⅰ．①对… Ⅱ．①王… Ⅲ．①按摩疗法（中医）Ⅳ．
① R244.1

中国版本图书馆 CIP 数据核字 (2021) 第 182482 号

对症按摩全解
DUIZHENG ANMO QUANJIE

主　　编	王信卿	
责任编辑	王化丽	
封面设计	李　荣	
出　　版	黑龙江科学技术出版社	
地　　址	哈尔滨市南岗区公安街 70-2 号	
邮　　编	150007	
电　　话	（0451）53642106	
传　　真	（0451）53642143	
网　　址	www.lkcbs.cn	
发　　行	全国新华书店	
印　　刷	德富泰（唐山）印务有限公司	
开　　本	710 mm×1000 mm　 1/16	
印　　张	16	
字　　数	200 千字	
版　　次	2021 年 9 月第 1 版	
印　　次	2021 年 9 月第 1 次印刷	
书　　号	ISBN 978-7-5719-1089-1	
定　　价	36.00 元	

按摩，是中国传统医学的宝贵财富。它以中医的脏腑、经络学说为理论基础，经过数千年的实践探索，并结合西医的解剖学和病理学加以诊断，是一种用手法作用于人体体表的特定部位以调节机体生理、病理状况，达到理疗目的的方法。从性质上来说，它是一种物理的治疗方法。从治疗的角度上来说，按摩可以分为保健按摩、运动按摩和医疗按摩。按摩不但可以治病，而且在保健和预防疾病方面都有重要的意义。

每当人们身体的某个地方感到不舒服的时候，手自然就会去按一下不舒服的地方。如肚子痛的时候就会揉揉肚子，颈肩疼痛时就会按按颈部，头疼的时候就会揉按头部。这是人们进行自我按摩的本能，也是按摩起源的雏形。人们通过按摩疼痛的部位来缓解病痛，久而久之，就发现了一些有效治疗某些病痛的反射区。人的手具有缓解疲惫和疼痛的能力，特别是手指，它是人类感觉器官中最发达的部位，由自己的手指来给自己的身体按摩是最合适不过的，因为自己的手指最了解自己的身体。

按摩作为中医的常见疗法，讲究辨证施治，通过揉、按等不同手法，刺激人体的反射区，缓解症状，治疗疾病。一些按摩法直接作用于病症部位，也可以起到积极的治疗作用。按摩，既能对已发疾病进行治疗，也可以对未发疾病进行预防，起到一定的保健作用。按摩穴位及反射区可促进身体气血的运行，有利于排毒；还可以改善皮肤吸收营养的能力和肌肉张力，使身体不紧绷，筋骨不易受伤，有助于身体放松。

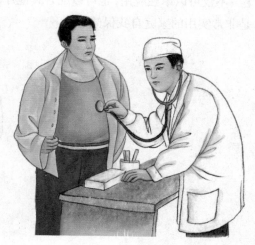

由于按摩有利于循环系统和新

陈代谢，对于一般慢性病患者或身体过度虚弱者是比较安全可靠的。对于不便吃药的孩子，按摩可以增强其体质，起到预防保健作用。对于某些复杂疾病，还可以配合针灸、药物治疗。但是，对于一些有高热症状的急性传染病，或脏器有病变，如伤寒、肺炎、肺结核等，按摩只能起到配合作用。

通过按压来刺激穴位及反射区，轻则出现酸、麻、胀的感觉，重则会出现发软、疼痛的感觉。用食指指腹垂直按压迎香穴，如果有轻度酸麻感觉，是正常现象，但是如果轻轻一碰就疼痛难忍的话，那就说明鼻子有问题了，须立即就医。

自我按摩保健就是通过自己的手，在一定情况下让自己获得健康的方法。在相关书籍或专业人士的指导下，我们通过简单的自我按摩，就可以对疾病进行积极有效的辅助治疗。一些小病小症状，通过自己和家人的按摩，就能治愈和缓解。还有许多疾病，可以把自我按摩当作辅助疗法，并配合药物治疗让机体获得健康。

本书既有按摩的基础知识和理论，又有常见疾病的自我按摩保健方法。另外，本书还介绍了一些常见病的症状和其他疗法，让人们可以在对症诊断的过程中，找到适合自己的保健之法。同时，为了便于读者掌握自我按摩保健，书中还介绍了特定穴位的按摩保健功效，方便读者查找应用。

自我按摩通过刺激自身穴位、经络，疏通气血、平衡阴阳，以起到调理机体、医治疾病、缓解疼痛与不适、增强体质的作用。通过自我按摩，不但可以保健身体，还能迅速治疗一些病症，非常适合人们在日常生活中运用。自我按摩易学易行，无须他人帮忙，治疗范围广泛，不受时间地点的限制，且安全平稳；不仅可以单独应用，也可以配合其他疗法同时运用，以增强机体抗病能力，是非常实用的家庭自我保健疗法。

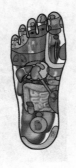
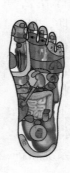

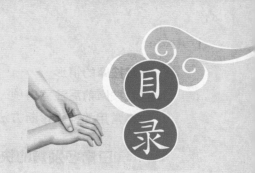

目录

第一章　自我按摩的基本操作与技法

第五章　消化系统病症的自我按摩疗法

第六章　神经系统疾病的自我按摩疗法

第七章　五官科疾病的自我按摩疗法

第八章　妇科疾病的自我按摩疗法

第九章　男科疾病的自我按摩疗法

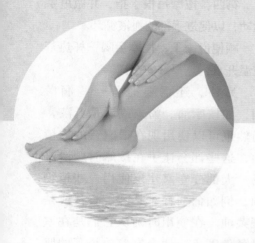

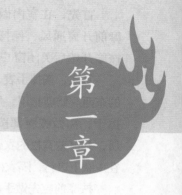

第一章

自我按摩的基本
操作与技法

●按摩并不像看上去的那么简单，但也不是想象中的那么难。通过了解按摩的不同穴位、部位、辅助工具，掌握基本的手法要领才能进行按摩。按摩中如何用力，如何迅速准确地找到穴位等，都关系着按摩的效果。掌握了按摩的手法，能准确地找到相应的穴位，掌握好力度，注意细节问题，才能达到最好的效果。

按摩前的准备工作

为了确保整个治疗过程的顺利进行，自我按摩前应先做些准备工作，我们在本节中就来逐一介绍一下。

首先，在室内做按摩时，要在按摩前开窗通风，保持室内空气新鲜；按摩开始后关闭窗户。

其次，摘掉手表、手镯、戒指之类的东西。修剪指甲，用温水洗净双手，擦干；需做腰腹部按摩时，应先上厕所，并穿着宽松的衣服。按摩最好直接在皮肤上进行，隔衣按摩效果要差些。

按摩前应先做手部的准备活动，以保持双手柔软、灵活、放松、有力。

第一，将双手掌面对掌面对搓至有温热感，再十指交叉，用双手的手指及腕部来回做波浪状运动，以放松各关节。

第二，双手平举，尽量伸展十指，保持5秒钟，再紧握双手，坚持5秒钟，反复做十余次，以使手指及腕部强健有力。

第三，把双手放在桌面上，手指像弹钢琴似的轮流轻弹桌面，以保持手指的协调性。

第四，按摩每根手指，并做甩手运动，以促进手部的血液循环。

顺便说一下，按摩后喝一杯热茶或温开水，是很好的选择。

另外，还需要准备一些润滑剂，如按摩油、粉末或者是乳液，当然也可以使用现在很流行的香精油，这些都会让手在按摩时顺滑流畅。大部分专家建议使用一些植物油，例如葡萄籽、芝麻、杏仁或是蔬菜油。在使用时确认它们是在室温条件下（冷油会麻痹放松了的肌肉）。可以选用一种或多种挥发油或者是调和油。香精油方面，可以选用下列被认为具有较好效果的香精油：杉木、肉桂、丁香、玫瑰、橙花等，不过要提醒你，千万不能在皮肤上直接使用精油。

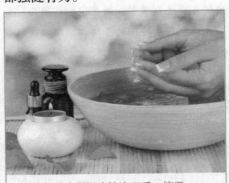

◎在按摩前应用温水洗净双手，擦干

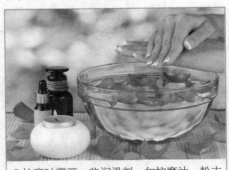

◎按摩时需要一些润滑剂，如按摩油、粉末或者是乳液

自我按摩的常用介质

现代临床上所使用的按摩介质形式繁多、种类极为丰富，本节中择其实用者按剂型的不同分别介绍一下。

作为介质的药物直接作用于受术部位，或减轻按摩过程中的摩擦以保护肌肤，或借助药物以提高按摩效应，或借按摩手法而充分发挥药性以除疾。临床运用宜视施术不同而有所异，据病情、病性而辨证施术，视受术者差异而灵活选择。

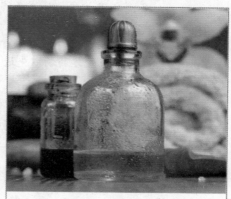

◎作为介质的药物直接作用于受术部位

按摩常用介质

水汁剂	凉水多为井泉水、腊雪水等，适用于暴热所致诸疾，常用于小儿。 温水为煮开清水自然降温而成，温而不烫，适用于手足厥冷、发痉者。 热水为煮开清水自然降温至微烫手即可，适用于春夏季节。 茶水用茶叶以热水浸泡至冷却则成，适用于小儿身热发热。 麝香水以温水浸和麝香细末而成，适用于痰厥昏迷、痞块积聚及损伤瘀肿诸症。
酒剂	酒多为高度数的，可用于寒湿痹痛、肌肤冷麻、瘀肿疼痛。 樟脑酒以樟脑溶于酒内而成，适用于风湿痹痛、冻疮等。 椒盐酒以川椒、食盐等量浸泡于酒内而成，适用于肌筋伤痛。 按摩良液以麝香、冰片、红花浸酒而成，适用于颈肩腰腿痛。
汤剂	桂枝汤取桂枝煎汤至温，适用于风寒感冒、背脊冷痛。 菊花汤取菊花煎汤至凉，适用于发热头痛、眩晕等。 淡竹汤取淡竹叶煎汤至凉，适用于小儿，有清热、镇惊、利尿之功。
油剂	芝麻油在临床上常常使用，适用于肌肤疼痛等。 冬青油（水杨酸甲酯）适用于肌肤肿胀痛痒诸症。 松节油（精油的一种）适用于风寒湿痹痛及各类筋伤。

续表

膏剂	按摩介质中的膏剂，源于传统的"膏摩方"，历代处方众多，应用也广，如《圣济总录》所载的"当归膏"（当归、细辛、桂枝、生地、白芷、川芎、干姜、天雄、乌头、丹砂等）和"松脂制膏""摩痛膏"等，现代临床已少见应用，但多见于取传统处方药物以先进工艺改制乳膏成药，如按摩乳等。
散剂	滑石粉有清热祛湿之功，为临床所常用。 展筋活血散以珍珠、琥珀、乳香、没药、当归、三七、血竭等研末为散，适用于筋骨陈伤疼痛。 爽身粉适用于小儿及多汗者。

以上所介绍的介质，常用于民间按摩治疗中，均廉便易取、效验实用。

自我按摩的辅助工具

梳子	用梳子梳头本身就是在做按摩，所以我国古代养生家就有了"千过梳头头不白"的主张。同样，用梳子在穴位周围轻轻敲打或来回梳理也是按摩的一种方法。在按摩时，梳子和肌肤之间的刺激，能疏通血液的循环并能振奋人的精神。选用梳子作为按摩辅助工具时，要选用梳齿圆滑的梳子，太尖则会伤害到皮肤，按摩的效果也会减弱；另外，用梳子按摩时力度要轻，不可过分用力。
钢笔或圆珠笔	钢笔或圆珠笔圆滑的一头也是辅助按摩的好工具，用它按、摩、点穴位也会起到很好的疗效，如面部的睛明穴、迎香穴、上关穴、下关穴、颊车穴等，手上的鱼际穴、劳宫穴、少商穴、少府穴等，脚上的涌泉穴、内庭穴、五脏反射区等都可以运用笔来做辅助。
吹风机热水袋	用吹风机做辅助按摩有两个好处： （1）吹出来的风的力度可以适当地刺激穴位，达到按摩的效果； （2）吹出来的温热的风犹如热毛巾对肌肤的热敷。 这种按摩可以起到调节气血和经络的功效。不过，要注意一点，吹风机的温度不能调太高，要以舒适感为宜，吹风机和皮肤之间的距离应为15～20厘米。

续表

文玩核桃	文玩核桃现在广受大众喜爱，它不仅是一种收藏品，更是一种保健按摩的物品。经常把文玩核桃把玩在手里不仅可以促进血液循环，防治关节衰老，还可以益智健脑。现在的科学研究证明，把玩文玩核桃可以预防心血管疾病、预防中风。养生专家建议，长期从事文职的人群最适合用文玩核桃来舒筋活血、预防职业病。把文玩核桃放在胳膊上、腿上、脚上滚压也会有很好的保健作用。高尔夫球等球类也适合用来辅助按摩。
刷子	刷子和梳子起到的保健作用相似，也能改善血液循环、疏通筋骨。用刷子按摩的好处是可以刺激大片区域，它适合用来按压腹部、胳膊、足底等。选取刷子时最好选软毛的，按压时力度要轻，以有轻微刺痛感为宜，可以逐渐用力，但千万不要刺伤皮肤，若速度快则用力要轻，速度慢力度可稍重。
脚踏按摩板	脚踏按摩板类似于搓板，就是双脚踩在上面，通过凹凸不平的纹理来刺激脚部穴位及反射区。人可以站在上面进行按摩，做这种按摩对改善全身气血及脏腑功能有极大的好处。
痒痒挠	痒痒挠是用来挠痒痒的，其实这也是在做按摩，它能疏通人体经络，改善机体的气血功能。我们平常使用痒痒挠时速度很快，若是放慢速度上下推拉又是一种感觉。就是在背部不痒的情况下，也可以用它来挠一挠，这也是一种很好的保健方法。另外，用它来按摩别的部位也是一种不错的选择。
牙签	用牙签按摩的方法就是把一把牙签捆绑在一起，一般用20~25根即可。捆绑牙签时要注意，尖头和圆头要分开，这样的话，两头都能用，并有不一样的感觉和效果。用尖头时力度要轻，用圆头时适当用力。
夹子	用夹子来辅助按摩一般用于手指上的穴位，如少冲穴、关冲穴等都可以用夹子夹住按摩。这种按摩方法多适用于胳膊、腹部、大腿等肉多的部位。
击打棒	击打棒是一种比较常用的按摩工具，用它来敲打身体可以消除肌肉的酸痛、解除疲劳、改善血液循环。

按摩的八种治疗手法

温法	温法是祛除寒邪和补益阳气的一种治法，适用于寒邪滞留，或由热转变为寒证的疾病，如里寒证、虚寒证、表寒证、实寒证等。临床常采用摆动类、摩擦类、挤压类等手法，用较缓慢而柔和的节奏操作，并在每个治疗部位或穴位上连续操作的时间要稍长，使患者有较沉而又温热的刺激感，从而能补益阳气、祛除寒邪，如一指禅推擦肾俞、命门、志室等穴位，能温补肾阳。
清法	清法是治疗一般热性病的一种治法，适用于各种热证，如外感热证、里热证、气分热、血分热、虚热证等。临床多用刚中有柔的摩、擦法，在不同的经络、腧穴操作，以达清热降火的目的。如气分实热证可轻推督脉，由大椎至尾椎以清泻气分实热；血分实热证则重推督脉，自大椎至尾椎以清热凉血。
补法	补法是补益人体阴阳气血不足，或补益某一脏之虚损的一种治法，适用于正气不足、体力虚弱的病人，如气虚、血虚、阴虚、阳虚及各种脏腑虚损之证。通常以采用摆动类、摩擦类为主，手法宜轻柔，不宜过重刺激。如用一指禅推法、摩法、揉法在腹部用顺时针方向治疗，重点在中脘、章门、足三里、上脘、梁门等穴，再用按法、擦法在背部膀胱经治疗，尤其要多揉按胃俞、脾俞穴，以调整脾胃功能、从而起到健脾和胃、补中益气的作用。
泻法	泻法是攻逐体内实邪、积滞的一种治法，适用于下焦实证，如积滞肠胃、水结、蓄血、痰滞、虫积等。临床常用摆动类、摩擦类、挤压类手法治疗，力量要稍重，频率要由慢渐快，从而能调整内脏功能，祛除实邪。如食积之腹痛，可用一指禅推法、摩法、揉法在中脘、天枢、建里、气海、足三里、长强等穴上治疗，以达通腑泻实的作用。
和法	和法是一种既能扶正又能祛邪的和解治法，适用范围很广，如少阳证、太阳少阳合病、少阳阳明合病等。按摩多采用平稳而柔和、频率稍缓之振动类、摩擦类手法。例如在四肢及背部滚、一指禅推、按、揉、搓及轻柔地拿肩井穴，则可调和气血，疏通经络；用一指禅推、摩、揉、搓等手法在两胁部之章门、期门，腹部的中脘、上脘，背部的肝俞、胃俞、脾俞等穴治疗，可起到调和脾胃、疏肝理气的作用。

续表

汗法	汗法是一种开泄腠理、驱邪外出的治法，适用于一般外感初期及其他需要将邪从体表驱出之证。临床多用挤压类、摆动类手法，如拿法、按法、一指禅推法等，如用一指禅推、拿法在风池、风府穴操作，能疏散风邪；按、拿合谷、外关穴，可驱除一切表邪；用一指禅推、揉、按诸阳之会大椎穴，能发散热邪、疏通三阳经之气。
散法	散法是一种消散或疏散病邪的治法，适用于气、血、痰、瘀、食等所形成的积聚。按摩一般以摆动类和摩擦类手法为主，手法要求轻快柔和。如用缠法治疗外科痈肿；用轻柔的一指禅推、摩法治疗气郁胀满；用一指禅推、摩、揉、搓等手法，频率由缓慢而转快来治疗有形之凝滞积聚。此法可以消结散瘀，疏通气血。
通法	通法是祛除窒滞之病邪的一种治法。凡经络不通之病症，均可用此法治疗。如用推、拿、搓法于四肢，则能通调四肢经脉之气血；拿肩井穴则能通气机，行气血；点、按背部腧穴可通畅脏腑之气血。

自我按摩的常用操作手法

　　自我按摩的操作手法种类繁多，可远远不止"按"和"摩"两种手法。我们首先要掌握正确的按摩手法，本节将自我按摩的常用手法逐一介绍。

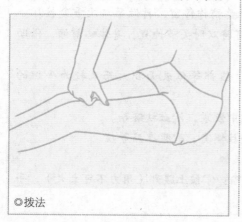

◎拨法

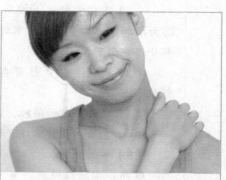

◎拍法在临床上较为常用，多作为治疗的辅助手法

正确的按摩手法

用手指或手掌面着力于体表一部位或穴位上，逐渐用力下压，称为按法。在临床上，按法分为指按法和掌按法。按法也可以与其他手法结合，如果与压法结合则为按压法；若与揉法结合，则为按揉法。

按法

1.指按法

指按法是用拇指指面或指端按压体表的一种手法。当单手指力不足时，可用另一手拇指重叠辅以按压。

（1）手法要领：①按压力的方向要垂直向下。②用力要由轻到重，稳而持续，使刺激感充分达到机体深部组织。切忌用迅猛的暴力。③按法结束时，不宜突然放松，应逐渐递减按压的力量。

（2）适用部位：全身各部经穴。

（3）功效：解痉止痛，温经散寒。

（4）主治：疼痛、瘫闭等症。

（5）举例说明。

胃脘痛：按脾俞、胃俞穴或脊旁敏感点，每穴1~2分钟。腹痛：按揉足三里、内关穴。颈项强痛：按揉列缺、后溪穴。牙痛：按揉合谷穴。痛经：按揉三阴交穴。尿潴留：指按中极穴。

2.掌按法

掌按法是用掌根或全掌着力按压体表的一种方法。掌按法可单掌亦可双掌重叠按压。

（1）手法要领：①按压后要稍作停留，再做第二次重复按压。②为增加按压力量，在施术时可将双肘关节伸直，身体略前倾，借助部分体重向下按压。

（2）适用部位：腰背部、腹部等体表面积大而又较为平坦的部位。

（3）功效：疏松筋脉，温中散寒，活血祛瘀等。

（4）主治：腰背疼痛，脊柱侧突、脘腹疼痛等症。

（5）举例说明。

腰痛：掌按骶棘肌。胃寒痛：掌按上腹部（用力不可太大），手掌随患者呼吸而起伏。

续表

摩法	用手掌或指腹轻放于体表治疗部位，以腕关节连同前臂做轻缓而有节律的盘旋摩擦的摩动手法称摩法。摩法可以分为指摩法和掌摩法，有理气和中、活血止痛、散瘀消积的功效，常用于消化道疾患及软组织急性损伤者。《医宗金鉴·正骨心法要旨》："摩其壅聚，以散瘀结之肿。"《内功图说·分行外功诀》："两手摩腹，移行百步，除积滞。"摩法是按摩手法中运用最早的手法之一。 　　**1.手法要领** 　　（1）腕关节放松，指掌关节自然伸直，着力部位紧贴体表。 　　（2）前臂连同腕部做缓和协调的环旋抚摩活动。 　　（3）顺时针或逆时针方向均匀往返操作，临床一般顺时针摩，缓摩为补法，逆时针摩、急摩为泻法。 　　**2.适用部位** 　　本法适合于胸腹部、胸胁部、颜面部。 　　**3.功效** 　　本法具有益气和中、消积导滞、疏肝理气、调节肠胃、活血散瘀、消肿止痛等功效。 　　**4.主治** 　　本法刺激轻柔、舒适，临床上常配合揉法、推法、按法等以治疗胸脘胀满、脘腹疼痛、泄泻、便秘、消化不良、月经不调、痛经、失眠等症。
推法	用指、掌、拳面等部位紧贴治疗部位，运用适当的压力进行单方向的直线移动的手法称为推法。推法常分为平推法、直推法、旋推法、分推法、一指禅推法等。 　　本法有疏通经络、行气消瘀等功效。

续表

搓法	用两手掌面挟住肢体的一定部位，相对称地用力做方向相反的来回快速搓揉或做顺时针回环搓揉，即双掌对搓的动作，称为搓法。 **1.手法要领** （1）搓动时双手动作幅度要均等，用力要对称。 （2）搓揉时频率可快，但在体表移动要缓慢。 （3）双手挟持肢体时力量要适中。挟住过重，搓不动；挟住过轻，搓不到。 **2.适用部位** 此法属按摩手法中的一种辅助手法，常作为四肢、胁肋部、腰背部按摩治疗的结束手法。搓法在临床应用时常随治疗部位而有所变化。 （1）搓肩关节。患者正坐，肩臂放松，自然下垂。医生取双下肢马步位；然后双掌如抱球样相对用力做顺时针方向回环搓揉10～20次。用于肩周炎。 （2）搓上肢。体位同上，双手挟住患侧上臂做一前一后的交替搓揉，并渐渐下移，由前臂至手腕，再快速由腕部向上至腋部。如此往返搓揉3～5遍。用于上肢痹痛。 搓肩、搓上肢可视为一个整体手法，由肩而下；也可分为两个手法，根据临床需要做选择。 （3）搓胁肋部。患者取坐位，按摩者位于其后，用双手自腋下挟住患者胸廓的左右两侧，相对用力做一前一后的交替搓揉，沿胁肋搓至髂嵴上；如此做自上而下的单向搓揉移动。一般搓3～5遍。用于胸胁迸伤、肝气郁结。 （4）搓下肢。患者取仰卧位，下肢微屈，按摩者用双手挟住大腿的内外侧（或前后侧），相对用力做一前一后的交替搓揉，经膝、小腿至踝部，再由踝、小腿、膝至大腿，如此往返3～5遍。用于下肢痹痛。 （5）搓腰背部。患者取坐位或俯卧位，按摩者位于其后，双手放置上背部做水平状的搓揉动作。自上而下至下腰部，再上下往返搓揉3～5遍。用于腰背痛。 **3.功效** 本法具有疏通经络、调和气血、放松肌肉等作用。

续表

叩法	用指端着力或握空拳状，以小指尺侧部分着力，在一定部位或穴位上进行叩击动作，称为叩法。本法由于操作者施术时着力点不同，可分为中指叩法、三指叩法、五指叩法及拳叩法。 　　1.手法要领 　　（1）术者肩、肘、腕放松，以腕发力，以指端或小指尺侧部分着力。 　　（2）叩击时用力要稳，轻巧而有弹性，动作要协调灵活。 　　（3）叩击要有节律，可虚实交替，力度轻重交替，节律刺激，每分钟100次左右。 　　2.适用部位 　　适用于全身各部位，常用于头、肩背、胸及上、下肢。 　　3.功效 　　疏通经脉，通络止痛，开窍醒脑，消除疲劳。 　　4.主治 　　本法可辅助治疗各种病症。
点法	用屈曲的指间关节突起部分为力点，按压于某一治疗点上，称为点法。它由按法演化而成，属于按法的范畴，具有力点集中、刺激性强等特点，有拇指端点法、屈拇指点法和屈食指点法三种。 　　1.手法要领 　　（1）拇指端点法：用手握空拳，拇指伸直并紧贴于食指中节的桡侧面，以拇指端为力点压于治疗部位。 　　（2）屈拇指点法：是以手握拳，拇指屈曲抵住食指中节的桡侧面，以拇指指间关节桡侧为力点压于治疗部位。 　　（3）屈食指点法：是以手握拳并突出食指，用食指突出的指间关节为力点压于治疗部位。 　　2.适用部位 　　全身各部位，尤适用于四肢远端小关节的压痛点。 　　3.功效 　　开通闭塞，活血止痛。 　　4.主治 　　各种痹证、痛证，如腰腿痛等症。如胃脘痛：按脾、胃俞或脊旁敏感点，每穴1~2分钟。腹痛：按揉足三里、内关。颈项强痛：按揉列缺、后溪。牙痛：按揉合谷。痛经：按揉三阴交。尿潴留：按中极。

续表

拨法	用手指按于穴位或一定部位上，适当用力来回做与肌纤维垂直方向的拨动，其状如弹拨琴弦，称为拨法，又名拨络法、弹拨法、指拨法等。 　　1.手法要领 　　（1）用拇指的桡侧面或拇、食、中指的指端触于肌肉之中，使病人有酸胀感并以能忍受为度。 　　（2）拨动的方向与肌纤维的走行呈垂直状，即对纵行纤维做横向拨动，对横行纤维做纵向拨动。 　　（3）拨动频率可快可慢，速度要均匀，用力要由轻到重，再由重到轻，刚中有柔。 　　2.适用部位 　　主要适用于颈、肩、背、腰、臀、四肢部肌肉、肌腱、筋膜等。 　　3.功效 　　剥离粘连，消散结聚，解痉镇痛，理筋整复。 　　4.主治 　　本法刺激较强，多与其他手法配合治疗伤筋、软组织损伤等症。原则可归纳为"以痛为腧，不痛用力"。肢体的疼痛是局部气血瘀滞、经脉不通所致，不通则痛。推拿可行气活血，疏通经络，故以疼痛点为治疗腧穴，在其上施以推拿，可得通则不痛之效。 　　然而此法往往使患者感到疼痛剧烈，甚至难以忍受，尤其是一些年老体弱及痛觉过敏者，常因此不得不中止治疗。"不痛用力"则可解决这一问题，意即"在不痛的体位施力"。具体方法为：首先，在患处找到某一体位时最疼痛的一点，按摩者以拇指指面按住这一点不放，随后转动患部肢体，在运动过程中找到指下的痛点由痛变为不痛的新体位，以轻柔、均匀的指力对原痛点做平推或叩拨，以达到在无痛状态下祛除疼痛的效果。
弹筋法	将拇、食、中指或拇指指腹相对，拿紧一定部位的肌肉或肌腱，用力提拉，当筋肉被提拉到一定高度后，突然迅速放开，使其弹回，如拉弓放箭之式，称为弹筋法，又称弹提法。 　　1.手法要领 　　（1）用指腹着力，拿紧肌肉或肌腱，提弹时要有力而迅速，快提快放。 　　（2）用力要由轻到重，刚中有柔，切勿用指端用力掐。 　　2.适用部位 　　主要适用于胸锁乳突肌、斜方肌、背阔肌、项韧带、四肢表部肌肉、肌腱部。

续表

	3.功效 舒筋活络，通闭散瘀，解痉止痛。 4.主治 本手法是强刺激的手法，属于泻法。临床多与其他手法配合，治疗伤筋、软组织损伤等症。
拍法	五指自然并拢，掌指关节微屈，使掌心空虚，然后以虚掌有节律地拍击治疗部位，称为拍法。 1.手法要领 （1）指实掌虚，利用气体的振荡，虚实结合，要做到拍击声清脆而不甚疼痛。 （2）拍法要以腕力为主，灵活自如。 （3）一般拍打3~5次即可，对肌肤感觉迟钝麻木者，可拍打至表皮微红充血为度。 2.适用部位 肩背、腰骶、股外侧、小腿外侧等。 3.功效 行气活血，舒筋通络。 4.主治 风湿酸痛，麻木、肌肉痉挛等症。 5.举例说明 腰背部风湿酸痛：按揉委中及局部推拿后，在腰背部可涂上少量冬青油，而后行自上而下的拍法，直至表皮微红充血为度。
抹法	用单手或双手的指面、掌面着力紧贴皮肤，做上下、左右或弧形的往返移动，称为抹法。 1.手法要领 （1）用单手拇指指腹或双手拇指指腹紧贴于治疗部位，稍施力做单向或往返移动；其余四指轻轻扶住助力，使拇指能沉稳地完成操作。 （2）双手动作要协调、灵活、力量均匀。 2.适用部位 头面部、胸腹部、手背部、足背部等。 3.功效 具有开窍镇静、安神明目、疏经通络、行气散血、扩张血管等作用。 4.主治 头痛、失眠、近视、感冒、胸闷痞满、指掌麻木等症。

续表

	5.举例说明 头痛：抹前额、按列缺、揉百会。指掌麻木：抹手背，捻指间诸关节。 （1）拇指抹法用于治疗头晕、头痛、失眠等症，抹后有眼目清亮、头脑清醒之感。 （2）四指抹法常用于治疗腹胀痛、呃逆泛酸等症。 （3）掌抹法常用于治疗腰背酸痛等症。
捻法	用拇指的指腹与食指的指腹或桡侧缘相对捏住所需治疗部位，稍用力做对称的如捻线状的快速捻动，称为捻法。 1.手法要领 （1）捻动时要轻快柔和、灵活连贯，每分钟200次左右。 （2）用力要对称、均匀，不可呆滞。 2.适用部位 四肢远端诸指、趾小关节。 3.功效 行气活血。 4.主治 类风湿性关节炎，指、趾间关节损伤。 5.举例说明 手部类风湿性关节炎：对病变的指间关节做左右位或前后位的捻动，并可配合抹法和关节被动屈伸法等。

自我按摩时的体位注意事项

常用的按摩体位

端坐位	患者正坐，屈膝、屈髋各90度，双脚分开与肩同宽，双臂自然下垂，双手放在膝盖上。 此体位一般适用于头面部、颈项部、肩部、胸部、背部、腰部疾病的按摩。
仰卧位	去枕或低枕，面部朝上，双臂自然放于体侧，双腿自然伸直。此体位按摩时患者不要枕枕头，否则效果不好。 此体位一般适用于头面部、颈部、胸部、腹部、下肢部疾病的按摩。

续表

侧卧位	身体的一侧向下，双腿自然弯曲，或下侧腿伸直，上侧腿弯曲；下侧上肢屈肩屈肘各90度，上侧上肢自然垂直，放置在体侧或撑于体前床面。 　　此体位一般适用于头部、颈部、肩部、上肢、胸部、胁部、背部、腰部、髋部、下肢疾病的按摩。
俯卧位	腹部向下，去掉枕头，面部朝下，或头歪向一侧，双腿自然伸直，上肢置于体侧或屈肘置于面部下方，根据按摩需要，可随时调整上下肢的位置。 　　此体位一般适用于头部、背部、腰部、臀部、下肢疾病的按摩。
站立位	患者自然站立，双脚左右分开或双脚前后呈弓步站立。 　　此体位一般适用于按摩胸部、腹部、背部、腰部、髋部、上肢。

为他人按摩时按摩者的体位选择

　　合适的位置、步态、姿势有利于按摩时的发力和持久操作，因此对按摩效果起着非常重要的作用。

　　为他人按摩时按摩者常采用站立位，两足呈丁字步，可站在被按摩者的体侧、体后或对面。这种体位可使按摩者身体进退自如、转侧灵活。同时按摩者要含胸拔背，不要挺胸凸肚；要意到手到，身体相应移动，不要只是手移动而身体不动；更要全神贯注，不要左顾右盼、心不在焉。保持操作过程中身体动作协调一致。这也是按摩者的一项基本功。同样，按

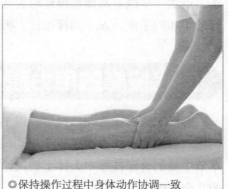

◎保持操作过程中身体动作协调一致

摩时要把患者安置在合适的体位上，使需要按摩的部位处在一个舒适放松的姿势下。

按摩注意事项和刺激强度

　　在前面的小节我们介绍过，自我

按摩的手法种类繁多。但在自我按摩

的实际操作中，手法宜精不宜滥，贵专不贵多。关键是根据具体情况选择适当的按摩手法。如果是治疗范围广、部位较深或肌肉较丰满的部位，可选择接触面大而深透有力的手法，如掌按法、指按法等。反之，如治疗范围小、部位较浅或肌肉较薄弱的部位，可选择接触面积小而作用柔和的手法，如一指禅推法、指揉法等。软组织损伤的急性炎症期或出血期，宜选用压力较轻的手法如鱼际揉法、搓法。关节错位可选用扳法、拔伸法。组织粘连可选用摇法、弹拨法。治疗内科、妇科疾病，多采用接触面积较小的手法，如拇指按法、一指禅推法、点法、掐法。头面部操作时宜选轻盈柔和的手法，如一指禅推法、拇

指外侧揉法、大鱼际揉法、抹法、扫散法。腹壁较为柔软，深部又有重要脏器，宜选用压力较轻的手法，如摩法、揉法、一指禅推法等。

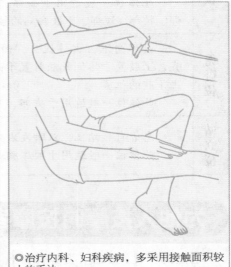

◎治疗内科、妇科疾病，多采用接触面积较小的手法

自我按摩的用力原则

选好穴位后就要开始按摩，但不同的穴位按摩时的力度也各不相同，本节中我们介绍按摩中大体上要遵循的几个原则。

一、循序渐进

在每一次治疗及整个疗程中，按摩强度都要由小到大，循序渐进，治疗开始时先用较轻的手法，而后力量逐渐加强，直至最大强度（以患者能忍受为度），治疗结束前再由大强度慢慢减弱，直至最后停止，使患者有

个适应的过程。同样道理，关节的被动活动幅度也要由小到大，逐渐增加。

二、辨证施力

按摩时不要对穴位用力太大，以免造成不良影响。开始按时要轻，然后逐步加重。按摩时，身体各部位的力度都不一样，如腰部、臀部、腿部可重；胸前、腹部力度适中；脑部的穴位要略微轻柔，但也不能太轻；肾部不能拍打、击打。另外，给年轻人

按摩时力度可加大，给老人、小孩按摩时力度要减小。损伤或炎症的早期用力宜轻；损伤或炎症的晚期用力宜重。在一般部位操作时，压力可大些，在敏感穴位或压痛点操作时，压力应小些。总之，以按摩时有适度的酸胀、麻木、舒适感为宜。

三、操作时间

操作时间的长短对疗效有一定的影响。时间过短，往往达不到疗效；时间过长，可能对局部组织产生医源性损伤。但对操作时间的长短很难做出明确的规定，一般可以从三方面来考虑：

（1）病在局部还是病在全身。前者操作时间可短，应为10～15分钟；后者操作时间应延长，应为20～30分钟。

（2）手法刺激强还是弱。刺激强的手法如按、压、点、掐法，操作时间可短些，一般每穴控制在1分钟之内；刺激柔和的手法如一指禅推法、摩法、揉法，操作时间可长些，一般每个部位可连续操作5～10分钟。

（3）疾病的性质简单还是复杂。病理变化简单者，如腰椎后关节突出，常可在一两分钟内纠正错位；病理变化复杂者，须连续操作，直至显示疗效，如小儿麻疹透发不畅，可推三关1～2小时，待麻疹发透方可暂停治疗。

人们在刚开始按摩时，虽然觉得很疼，但很舒服。时间稍长些，就觉得好像力度不够了，舒服感也下降了。其实，这并不是按摩的力度变小了，而是在较大的外力作用下，局部肌肉产生了疲劳感，弹性减弱，对疼痛的敏感性降低了。事实上，按摩作为一种外力，之所以能调理身体和治疗疾病，除了对相应的经络和穴位的刺激外，还在于这种力到达实施部位的方式是柔和的，能被人体适应和接受，起到良性调节的作用。在按摩过程中，人们要注意以下两点：

一是要讲究按摩的力度。

一般来说，按摩力度的基本要求为：均匀、柔和、有力、持续，其中柔和非常重要。按摩不柔和、不能为人体所适应及接受，就成了"外来暴力"。因此，只有当按摩手法刚柔并济，才能发挥最大的治疗效果。

一味强调手法的力度，往往会对患者造成损伤，非但起不到治疗作用，反而会加重病情。我国明代著名医家张介宾就曾在《类经》中强烈抨

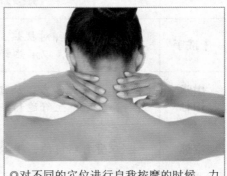

◎对不同的穴位进行自我按摩的时候，力度也是各不相同的

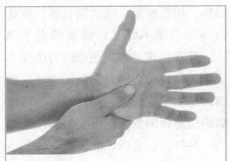

◎手法力的产生，靠的是按摩者的肌肉收缩力、重力

击施用蛮力的按摩者，并告诫人们不要误认为按摩的手法力度一定要大、要产生疼痛感才有效果。

二是要掌握好按摩的时机。

人们很容易在选择按摩治疗疼痛的时机上犯错。有些人一有疼痛感就马上去按摩，认为越早按摩越能消除疼痛。其实在疼痛的急性发作期，特别是局部组织红肿明显的时候，尽量不要接受按摩，否则容易导致急性肌筋膜炎，加重病情，延长疼痛时间。

总之，按摩要掌握好力度和时机。在判断按摩是否起效时，不以疼或不疼来衡量。一般在按摩中出现局部有发热或柔软的感觉，全身微微出汗，颜面发红，呃逆与排气等表现时，均提示已经达到有效的按摩刺激强度。

自我按摩的指力练习

保健按摩易于学习，便于掌握，但初学者在操作时因手劲小，容易疲劳。因此，在练习手法的过程中，配合专门的指力和腕力练习，是非常有必要的。

按摩新手经过3～4周的锻炼，手劲会明显增强，同时也能提高手的灵活性，可大大增强按摩效果。

指力练习法

干洗手	将两手掌相对搓热，然后像洗手一样互相进行手背、手腕和手指的搓摩，以温热舒适为度。
虚掌拍打	一手呈虚掌式，反复叩打对侧上肢的内外侧面，双手交替进行，使之产生舒适和轻松感。
空抓	双臂自然前伸，手心分别向内、向下、向上进行空抓。

续表

拔伸	先用右手握住左手的2~5指，向腕背进行有节奏的反复拔伸运动，操作数十次后，再用右手握住左手拇指，向腕掌侧进行有节奏的屈曲运动，拔伸幅度不宜过大，双手交替操作。
指发力	双脚并拢直立，双手置于胸前，十指分开相对，相互对压，使掌指绷直，产生明显的牵拉感，同时脚尖着地，脚跟提起，然后双手十指相互用力屈曲，同时脚跟着地，如此有节奏地反复做数十次，然后重复操作干洗手动作，以帮助放松。
动腕	两手十指交叉握拳，左右手腕交替画圈转动，转动数十次后，双手松开，自然下垂，上下交替甩动手腕。甩动手腕时幅度不宜太大，以防损伤。

不会出错的经络找穴法

没有什么比穴位疗法更适合作为家庭疗法的。但大多数人并不知道寻找穴位的诀窍。因找穴位困难，所以穴位疗法并不被广泛使用。

首先，轻抚经穴周围的皮肤，可发觉在其附近有肤质粗糙、肤色苍白、偶尔带有红色或有灼热感的异样部位，这正是反应力强的经穴所在。

然后，用拇指及食指捏起那个部位，摸摸看，将会感到刀割样的刺痛，再以指头轻轻压按其他部位，找出点状的硬块肌肉。

最后，触摸看看皮肤表面的反应，然后捏起轻压看看，皮下组织较硬的部位就是施治的部位，即施治的经穴所在。

初学按摩者可以对照书中穴位的位置进行找穴，如果找到了，先压压、捏捏皮肤看看。若出现前述的反应，即可判断有穴位在。

经穴的位置以分、寸为表示单位，但并非一般的尺寸单位。经穴疗法所指的寸，乃为受治者的拇指最宽部分的尺寸。本书在后面介绍每个穴位的找法中，会经常出现"两指宽""三指宽"等字眼，这是计算穴位位置时的基准，有"同身尺寸"之说。例如，"一指宽"是指拇指最粗部分的宽度；"两指宽"则是指食指与中指并列，第二关节（指尖算起的第二个关节）部分所量的宽度。当然，每个人手指的大

小、宽度，依年龄、体格、性别 ｜ 位位置时，务必以患者的指宽度
而有极大的不同。以此法确定穴 ｜ 来找。

穴位上的各种反应

用手指一压，会有痛感（压痛）。	以指触摸，有硬块（硬结）。	稍一刺激，皮肤便会刺痒（敏感）。	出现黑痣、斑（色素沉淀）。	和周围的皮肤产生温度差（温度变化）等。

人人都能学会的穴位刺激

穴位刺激法

按摩	很多人都认为按摩是一种搓搓身体的刺激方法。可是，真正的按摩，五指并用，有"捶""搓""揉""压"等各种按摩法。其中，所谓"压"的手法，就是上面所提到的指压。 一般来说，捶或用力压的是泻法，应于神经痛等疼痛厉害时使用。轻轻搓、揉等是补法，用于手脚发麻等，按摩时间为5～15分钟。
指压	在家庭中进行穴位刺激时，普遍适用的是指压。指压最主要是利用施力容易的拇指或食指、中指。利用指腹部分按压是其诀窍，这样可以加重压力，而且长时间按压也不致疲倦。 值得注意的是，因慢性病等因素而导致身体衰弱时，一般仅予以轻压，这称为补法，即补充能量，是促进器官恢复到正常状态的刺激法；神经亢奋、有强痛时，则予以重压，这称为泻法，此乃抑制过高能量的刺激法。 在实际操作时，应视疾病、症状而采用不同指法。
灸术	灸术，是利用艾草给予皮肤热刺激。灸术作为补法，自古以来便被应用于慢性病的治疗上。 在家中进行灸术时，首先在手掌中放置艾草，并将它捻成细长条状。然后在其尖端部分2～3厘米处摘下，制成大约是金字塔形灸。

续表

	以少许水弄湿皮肤，在穴位上放置上述制好的灸。然后点燃线香，引燃艾草，在感到"热"时更换新的艾草。若没有特殊状况，一个穴位上用上述的灸法进行三壮到五壮的治疗（烧完一次艾草，称一壮）。此法是在发热之后拿掉艾草，故称为"知热灸"。
线香灸	最简单的灸疗法是线香灸。准备一根线香，点上火，将线香头靠近穴位，一感到热，便撤离。一个穴位反复5~10次。最后要提示大家的是，任何穴位疗法最容易被忽视的是呼吸。似乎很少有人知道：呼气时刺激穴位，刺激的传导较佳，可达到治疗的最佳效果。吸气时，肌肉收缩而僵硬。这时，即使指压穴位，也仅是痛，刺激本身并不会被传达。相反，呼气时，肌肉松弛而柔软，此时若给予刺激，痛感少且刺激传导佳，是非常有效果的刺激。因此，要刺激穴位时，请配合呼吸的频率进行。
间接灸	由于灸发热后，会留下痕迹，所以有许多人不喜欢。如果这样，可使用"间接灸（温灸）"。此法是在皮肤上放置大蒜、姜、盐等，再在其上燃烧艾草。依使用原料不同，可称为蒜灸、姜灸、盐灸等。这种热刺激十分缓和，不会有留下痕迹之虞。

头面部常用穴位速查表

百会穴	定位：后发际正中直上与两耳尖直上相交处。属督脉。 主治：脱发，头发早白，眼睑下垂。
阳白穴	定位：眉毛中点上1寸处。属足少阳胆经。 主治：额纹，眼睑下垂。
神聪穴	定位：百会穴前、后、左、右各旁开1寸处。属经外奇穴。 主治：脱发，头发早白。
头维穴	定位：额角发际直上0.5寸。属足阳明胃经。 主治：颞部及额部皱纹，脱发。
攒竹穴	定位：两侧眉头凹陷处。属足太阳膀胱经。 主治：眼睑下垂。

续表

印堂穴	定位：两眉头连线中点。属督脉。 主治：额纹，酒渣鼻。
鱼腰穴	定位：眉毛中点处。属经外奇穴。 主治：眼周皱纹。
素髎穴	定位：鼻尖中点处。属督脉。 主治：酒渣鼻。
四白穴	定位：目正视，瞳孔直下，当眼眶下孔凹陷处。属足阳明胃经。 主治：近视，面部蝴蝶斑，雀斑，眼袋。
睛明穴	定位：目内侧角旁开0.1寸凹陷处。属足太阳膀胱经。 主治：近视，眼袋，眼周皱纹。
丝竹空穴	定位：眉毛外侧端凹陷处。属手少阳三焦经。 主治：鱼尾纹，眼睑下垂。
瞳子髎穴	定位：外眼角外0.5寸凹陷处。属足少阳胆经。 主治：鱼尾纹，近视，黑眼圈。
承泣穴	定位：目正视，瞳孔直下，当骨性眼眶与眼球之间。属足阳明胃经。 主治：近视，眼袋，黑眼圈，眼周皱纹。
耳门穴	定位：耳屏上切迹前，张口呈凹陷处。属手少阳三焦经。 主治：面部皱纹，面肌松弛，雀斑，扁平疣。
风池穴	定位：后项部，枕骨粗隆直下凹陷处与乳突之间。属足少阳胆经。 主治：眼睑下垂，近视，脱发，面部皱纹。
太阳穴	定位：眉梢与外眼角连线中点外开1寸处。属经外奇穴。 主治：鱼尾纹，睑腺炎，眼睑下垂。
下关穴	定位：耳前方，颧弓下缘凹陷处。属足阳明胃经。 主治：笑纹，面部皮肤松弛，面部黑变病。
颊车穴	定位：下颌角前上方一横指（中指）凹陷处。属足阳明胃经。 主治：笑纹，粉刺，面部皮肤粗糙。

续表

听宫穴	定位：耳屏前，张口呈凹陷处。属手太阳小肠经。 主治：面容憔悴，面肌松弛，扁平疣。
人中穴	定位：面部正中，鼻与上唇上缘连线的下1/3处。属督脉。 主治：口臭，面部水肿，口周皱纹。
上星穴	定位：前发际正中直上1寸。属督脉。 主治：脱发，头发早白。
承浆穴	定位：下嘴唇稍下缘凹陷处正中，属任脉。 主治：口周皱纹，口臭。
夹承浆穴	定位：承浆穴外侧约1寸凹陷处。属经外奇穴。 主治：口周皱纹。
地仓穴	定位：口角旁开0.4寸。属足阳明胃经。 主治：口周皱纹，口臭。
听会穴	定位：耳屏与耳垂连接部前，张口呈凹陷处。属足少阳胆经。 主治：扁平疣，面肌松弛，皮肤干燥。
翳风穴	定位：耳垂后下缘的凹陷处。属手少阳三焦经。 主治：面部皱纹，扁平疣，白癜风。
翳明穴	定位：翳风后1寸，乳突下缘处，属经外奇穴。 主治：近视。
迎香穴	定位：鼻翼外缘中点，旁开0.5寸处。属手阳明大肠经。 主治：笑纹，酒渣鼻，面部皮肤松弛。

颈、胸、腹部常用穴位速查表

颈、胸、腹部汇集着人体最多的穴位，了解这三个部位的穴位分布是做好自我按摩的前提。

颈部的脊髓与人的生命中枢延髓相连，支配全身的大部分神经都通过这里，是脑与全身信息传递的枢纽，也是血液上送头部，空气、饮食进入人体的主要通路。做颈部的保健按摩，可改善颈部的血液循环，增加颈部肌肉的力量，保持项韧带的弹性，

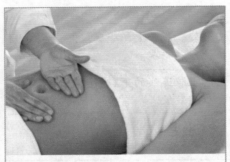

◎腹部的保健按摩对脾、肝、肾均有保健作用

加强颈椎小关节的稳定性。

长期坚持可令颈部活动灵活，能有效防治落枕、颈椎病、头痛头晕、颈肩臂疼痛麻木等病症。

胸廓由胸椎、胸骨、肋骨和肋软骨构成，形状像个笼子。胸廓内有心肺等重要器官，积极有效的保健按摩不仅能预防局部肌肉、骨骼的异常变化，而且对内脏疾病有一定的防治作用，能起到宽胸理气、和胃宁心、有效增强心肺功能的效果。

腹部位居人体中部，全身除心脏和肺外，其余脏器均藏于腹内，全身有诸多经脉循行及汇聚于腹内。

腹部的保健按摩不仅对局部起保护作用，而且对全身各组织器官都起到相互协调的作用，具有疏肝理气、健脾和胃、益气升阳、补肾固涩、理气调经的功效，对脾、肝、肾均有保健作用，同时对消化不良、膈痉挛、腹部脂肪堆积、月经不调、遗尿、阳痿等疾病均有很好的防治作用。

颈、胸、腹部常用穴位

幽门穴	定位：脐上6寸，任脉旁开0.5寸。 主治：腹痛、呕吐、消化不良、泄泻、痢疾。
期门穴	定位：在乳头直下方，第六肋间隙。 主治：胸胁胀满疼痛，呕吐，呃逆，吞酸，腹胀，泄泻，饥不欲食，胸中热，喘咳，奔豚，疟疾，伤寒热入血室。
章门穴	定位：在第十一肋骨游离端下缘处。 主治：腹痛，腹胀，肠鸣，泄泻，呕吐，神疲肢倦，胸胁痛，黄疸，痞块，小儿疳积，腰脊痛。

续表

横骨穴	定位：在耻骨联合上缘，前正中线旁开0.5寸处。 主治：阴部痛，少腹痛，遗精，阳痿，遗尿，小便不通，疝气。
曲骨穴	定位：脐下正中线上，距脐5寸。 主治：小便不利、遗尿、遗精、阳痿、早泄、月经不调、痛经、赤白带下。
梁门穴	定位：脐上4寸，前正中线旁开2寸。 主治：胃痛，腹胀，泄泻。
乳根穴	定位：在乳头直下，第五肋间隙。 主治：咳嗽，气喘，呃逆，胸痛，乳痛，乳汁少。
大横穴	定位：在脐旁4寸处。 主治：泄泻，便秘，腹痛。
天枢穴	定位：在脐中旁开2寸处。 主治：腹胀肠鸣，绕脐痛，便秘，泄泻，痢疾，月经不调。
水分穴	定位：在前正中线上，脐上1寸处。 主治：腹痛，腹胀，肠鸣。
水道穴	定位：脐下3寸，前正中线旁开2寸处。 主治：小腹胀满，小便不利，痛经，不孕，疝气。
归来穴	定位：脐下4寸，前正中线旁开2寸处。 主治：腹痛，疝气，月经不调，白带，阴挺。
大巨穴	定位：脐下2寸，前正中线旁开2寸处。 主治：小腹胀满，小便不利，疝气，遗精，早泄。

续表

中脘穴	定位：在前正中线上，脐上4寸处。 主治：胃脘痛，腹胀，呕吐，呃逆，反胃，吞酸，纳呆，食不化，痞积，黄疸，肠鸣，泄利，便秘，便血，胁下坚痛，虚劳吐血，哮喘，头痛，失眠，惊悸，怔忡，脏躁，癫狂，痫证，尸厥，惊风，产后血晕。
关元穴	定位：在前正中线上，脐下3寸处。 主治：中风脱证，虚劳冷惫，羸瘦无力，少腹疼痛，霍乱吐泻，痢疾，脱肛，疝气，便血，溺血，小便不利，尿频，尿闭，遗精，白浊，阳痿，早泄，月经不调，经闭，经痛，赤白带下，阴挺，崩漏，阴门瘙痒，产后恶露不止、胞衣不下。
气海穴	定位：在前正中线上，脐下1.5寸处。 主治：绕脐腹痛，水肿鼓胀，脘腹胀满，水谷不化，大便不通，泻痢不禁，癃淋，遗尿，遗精，阳痿，疝气，月经不调，痛经，经闭，崩漏，带下，阴挺，产后恶露不止、胞衣不下，脏气虚惫，形体羸瘦，四肢乏力。
神阙穴	定位：在脐窝正中处。 主治：中风虚脱，四肢厥冷，尸厥，风痫，形惫体乏，绕脐腹痛，水肿鼓胀，脱肛，泄利，便秘，小便不禁，五淋，不孕。
鸠尾穴	定位：在胸骨剑突下，当脐上7寸处。 主治：心痛，心悸，心烦，癫痫，惊狂，胸中满痛，咳嗽气喘，呕吐，呃逆，反胃，胃痛。
中极穴	定位：在前正中线上，脐下4寸处。 主治：小便不利，遗溺不禁，阳痿，早泄，遗精，白浊，疝气偏坠，积聚疼痛，月经不调，阴痛，阴痒，痛经，带下，崩漏，阴挺，产后恶露不止、胞衣不下，水肿。
膻中穴	定位：在胸骨正中线上，平第四肋间隙，于两乳头之间。 主治：咳嗽，气喘，咯唾脓血，胸痹心痛，心悸，心烦，产妇少乳，噎嗝，膨胀。

背、腰、臀部常用穴位速查表

　　背、腰、臀部主要是足太阳膀胱经、督脉循行分布的区域，所以背、腰部的腧穴皆归属于这两条经脉。

　　督脉循行于背部正中，总督一身之阳经，为阳脉之海，又是足太阳膀胱经下达下肢之行经，诸腧穴汇聚之地。脊椎贯穿于整个背部，按摩背部可促进局部血液循环，改善脊神经营养，通过经络穴位刺激，可增强五脏六腑的功能，对某些内脏疾患及背肌劳损有较好的防治作用。

　　腰部负担了人体70%以上的体重，加上平时工作和生活中的负重，更增加了腰部损伤和慢性退变的可能。同时腰为肾之居所，腰部的保健按摩不仅能预防腰肌劳损和韧带退化，而且对有关脏器的功能亦有一定的促进作用。

　　对于中老年人来说，按摩臀部非常重要。这是因为臀部的穴位能显著增强会阴部肌肉的张力，促进肛门周围的血液回流，有助于解决中老年人排尿和排便中遇到的问题，有利于痔疮的防治。

常用穴位速查表

肺俞穴	定位：在第三胸椎棘突下，旁开1.5寸。 主治：咳嗽，气喘，吐血，骨蒸，潮热，盗汗，鼻塞。
厥阴俞穴	定位：在第四胸椎棘突下，旁开1.5寸。 主治：咳嗽，心痛，胸闷，呕吐。
胆俞穴	定位：在第十胸椎棘突下，旁开1.5寸。 主治：黄疸，口苦，肋痛，肺痨，潮热。
心俞穴	定位：在第五胸椎棘突下，旁开1.5寸。 主治：心痛，惊悸，咳嗽，吐血，失眠，健忘，盗汗，梦遗，癫痫。
肝俞穴	定位：在第九胸椎棘突下，旁开1.5寸。 主治：黄疸，胁痛，吐血，目赤，目眩，雀目，癫痫，背痛。
脾俞穴	定位：在第十一胸椎棘突下，旁开1.5寸。 主治：腹胀，黄疸，呕吐，泄泻，痢疾，便血，水肿，背痛。

续表

胃俞穴	定位：在第十二胸椎棘突下，旁开1.5寸。 主治：胸胁痛，胃脘痛，呕吐，腹胀，肠鸣。
肾俞穴	定位：在第二腰椎棘突下，旁开1.5寸。 主治：补益脑髓，强壮腰肾，止咳定喘，聪耳明目。
长强穴	定位：在尾骨尖端与肛门连线的中点处。 主治：泄泻，痢疾，便秘，便血，痔疮，癫狂，脊强反折。
命门穴	定位：在第二腰椎棘突下。 主治：虚损腰痛，脊强反折，遗尿，尿频，泄泻，遗精，白浊，阳痿，早泄，赤白带下，胎屡坠，五劳七伤，头晕耳鸣，癫痫，惊恐，手足逆冷。
大椎穴	定位：在第七颈椎与第一胸椎棘突之间。 主治：热病，疟疾，咳嗽，喘逆，骨蒸潮热，项强，肩背痛，腰脊强，角弓反张，小儿惊风，癫狂，痫证，五劳虚损，七伤乏力，中暑，呕吐，黄疸，风疹。
至阳穴	定位：在第七胸椎棘突下凹陷中。 主治：胸胁胀痛，腹痛，黄疸，咳嗽气喘，腰背疼痛，脊强，身热。
神道穴	定位：在第五胸椎棘突下凹陷中。 主治：心痛，惊悸，怔忡，失眠健忘，中风不语，癫痫，腰脊强，肩背痛，气喘。
身柱穴	定位：在第三胸椎棘突下凹陷中。 主治：身热头痛，咳嗽，气喘，惊厥，癫狂，痫证，腰脊强，疔疮发背。
筋缩穴	定位：在第九胸椎棘突下凹陷中。 主治：癫狂，惊痫，抽搐，脊强，背痛，胃痛，黄疸，四肢不收，筋挛拘急。

上肢常用穴位速查表

上肢常用穴位速查表

内关穴	定位：位于前臂掌侧，当曲泽穴与大陵穴的连线上，腕横纹上2寸，掌长肌腱与桡侧腕屈肌腱之间。 主治：心痛，心悸，胸痛，胃痛，呕吐，呃逆，失眠，癫狂，痫证，郁证，眩晕，中风，偏瘫，哮喘，偏头痛，热病，产后血晕，肘臂挛痛。
外关穴	定位：位于人体前臂背侧，当阳池穴与肘尖穴的连线上，腕背横纹上2寸，尺骨与桡骨之间。 主治：热病，头痛，颊痛，耳聋，耳鸣，目赤肿痛，胁痛，肩背痛，肘臂屈伸不利，手指疼痛，手颤。
合谷穴	定位：位于人体手背，第一、二掌骨间，当第二掌骨桡侧的中点处。 主治：头痛，目赤肿痛，鼻出血，牙痛，牙关紧闭，口眼㖞斜，耳聋，腮腺炎，咽喉肿痛，热病无汗，多汗，腹痛，便秘，经闭，滞产。
尺泽穴	定位：位于肘横纹中，肱二头肌腱桡侧凹陷处。 主治：咳嗽，气喘，咯血，哮喘，潮热，胸部胀满，咽喉肿痛，小儿惊风，吐泻，肘臂挛痛。
曲池穴	定位：位于人体肘横纹外侧端，屈肘，当尺泽穴与肱骨外上髁连线中点。 主治：咽喉肿痛，牙痛，目赤痛，瘰疬，瘾疹，热病，上肢不遂，手臂肿痛，腹痛吐泻，高血压，癫狂。
列缺穴	定位：位于人体前臂桡侧缘，桡骨茎突上方，腕横纹上1.5寸处，当肱桡肌与拇长展肌腱之间。 主治：伤风，头痛，项强，咳嗽，气喘，咽喉肿痛，口眼㖞斜，牙痛。
阳池穴	定位：位于腕背横纹中，当指总伸肌腱的尺侧缘凹陷处。 主治：腕痛，肩臂痛，耳聋，疟疾，消渴，口干，喉痹。

续表

神门穴	定位：位于腕部，腕掌侧横纹尺侧端，尺侧腕屈肌腱的桡侧凹陷处。 主治：心烦，惊悸，怔忡，健忘，失眠，癫狂，胸胁痛。
孔最穴	定位：位于前臂掌面桡侧，当尺泽穴与太渊穴连线上，腕横纹上7寸处。 主治：咳嗽，气喘，咯血，咽喉肿痛，肘臂挛痛，痔疾。
手三里穴	定位：位于前臂背面桡侧，当阳溪穴与曲池穴连线上，肘横纹下2寸处。 主治：牙痛颊肿，上肢不遂。
少冲穴	定位：位于小指末节桡侧，距指甲角0.1寸。 主治：心悸，心痛，胸胁痛，癫狂，热病，昏迷。
落枕穴	定位：位于手背侧，当第二、三掌骨间，指掌关节后约0.5寸处。 主治：落枕，手臂痛，胃痛。
太渊穴	定位：位于腕掌侧横纹桡侧，桡动脉搏动处。 主治：咳嗽，气喘，咯血，胸痛，咽喉肿痛，腕臂痛，无脉症。
中渚穴	定位：位于手背部，当第四掌指关节的后方，第四、五掌骨间凹陷处。 主治：头痛，目眩，目赤，目痛，耳聋，耳鸣，喉痹，肩背肘臂痛，手指不能屈伸，脊膂痛，热病。

下肢常用穴位速查表

腿是人体运动系统的重要组成部分。人们常说人老腿先老。特别是中老年人随着年龄的增长，发生骨质增生（或疏松）、关节软骨及周围软组织萎缩、滑液减少、增生性或创伤性关节炎的概率逐渐增大，导致关节疼痛，对生活造成影响。因此，做腿部的保健按摩对老年保健有着极其重要的意义。

踝关节是全身六大关节中最下面的一个，也是承受重量最大的关节，故损伤机会也多。中老年人由于足部骨质增生、韧带松弛、弹性减小、肌肉张力降低，再加上体重增加等原因，常使足弓部逐渐塌陷，足部扁平化。若长时间站立或行走，可因足底血管神经受压而引起疼痛、麻木。做足踝部保健按摩不但可以有效防治踝关节与足部的劳损、损伤等病症，且通过足部反射区的按摩，对全身各部位均有保健和治疗作用。

下肢常用穴位速查表

膝眼穴	定位：屈膝，在髌韧带两侧凹陷处，在内侧的称内膝眼，在外侧的称外膝眼。 主治：各种原因引起的膝关节病，髌骨软化症等。
梁丘穴	定位：屈膝，大腿前面，髂前上棘与髌底外侧端的连线上，髌底上2寸处。 主治：膝肿痛，下肢不遂，胃痛，乳痛，尿血。
复溜穴	定位：位于人体小腿内侧，太溪穴直上2寸，跟腱的前方。 主治：泄泻，肠鸣，水肿，腹胀，腿肿，足痿，盗汗，脉微细时无，身热无汗，腰脊强痛。
阴谷穴	定位：位于膝后区，腘横纹上，半腱肌肌腱外侧缘。 主治：阳痿，疝痛，月经不调，崩漏，小便难，阴中痛，癫狂，膝股内侧痛。
足三里穴	定位：位于人体小腿前外侧，当犊鼻穴下3寸，距胫骨前缘一横指。 主治：胃痛，呕吐，噎嗝，腹胀，泄泻，痢疾，便秘，乳痛，肠痈，下肢痹痛，水肿，癫狂，脚气，虚劳羸瘦。
承山穴	定位：位于小腿后面正中，委中穴与昆仑穴之间，当伸直小腿或足跟上提时腓肠肌肌腹下出现的尖角凹陷处。 主治：痔疾，脚气，便秘，腰腿拘急疼痛。
解溪穴	定位：位于足背与小腿交界处的横纹中央凹陷处，当拇长伸肌肌腱与趾长伸肌肌腱之间。 主治：头痛，眩晕，癫狂，腹胀，便秘，下肢痿痹。
阳陵泉穴	定位：位于小腿外侧，当腓骨小头前下方凹陷处。 主治：半身不遂，下肢痿痹、麻木，膝肿痛，脚气，胁肋痛，口苦，呕吐，黄疸，小儿惊风，破伤风。

续表

血海穴	定位：屈膝，在大腿内侧，髌底内侧端上2寸，当股四头肌内侧的隆起处。 主治：月经不调，崩漏，经闭，瘾疹，湿疹，丹毒。
委中穴	定位：位于腘横纹中点，当股二头肌肌腱与半腱肌肌腱的中间。 主治：下肢痿痹，腹痛，吐泻，小便不利，遗尿，丹毒。
三阴交穴	定位：位于小腿内侧，当足内踝尖上3寸，胫骨内侧缘后方。 主治：肠鸣腹胀，泄泻，月经不调，带下，阴挺，不孕，滞产，遗精，阳痿，遗尿，疝气，失眠，下肢痿痹，脚气。

自我按摩的适应证

所谓适应证是指目前能够用按摩疗法治疗的病症。一般来说，按摩疗法主要适用于慢性疾病，但对某些疾病的急性期也有良好疗效。

按摩疗法的适应证很广，包括骨伤科、内科、妇科、外科、五官科、儿科中的多种病症，而且随着中国传统医学按摩事业的不断发展，以前属于按摩疗法的慎用证和禁忌证也逐渐地转为适应证，如冠心病，以前认为是按摩治疗的禁忌证，现在也成了适应证。一般来说，按摩疗法主要适用于慢性疾病，但对某些疾病的急性期也有良好疗效，如腰椎间盘突出症、急性腰扭伤、梨状肌综合征、急性乳腺炎、小儿消化不良等。

常用按摩疗法治疗的疾病

骨伤科疾病	颈椎病、落枕、腰椎间盘突出症、漏肩风、肱骨外上髁炎、关节软组织扭伤及挫伤、关节脱位及半脱位、关节非感染性炎症及股骨头无菌性坏死等。
妇科疾病	月经不调、痛经、闭经、急性乳腺炎、慢性盆腔炎、产后耻骨联合分离症等。
儿科疾病	小儿发热、小儿腹泻、疳积、惊风、麻疹、百日咳、夏季热、肌性斜颈、小儿麻痹后遗症、呕吐、腹痛、便秘、脱肛、肠套叠、咳嗽、哮喘、遗尿、佝偻病、夜啼等。

续表

外科疾病	腹部手术肠粘连、慢性前列腺炎、慢性阑尾炎、下肢静脉曲张等。
五官科疾病	鼻炎、咽喉炎、声门闭合不全、近视、斜视、耳聋、耳鸣、牙痛等。
内科疾病	冠心病、高血压病、阵发性心动过速、中风后遗症、面神经瘫痪、三叉神经痛、神经衰弱、老年性痴呆、更年期综合征、上呼吸道感染、慢性支气管炎、肺气肿、慢性胃炎、消化性溃疡、慢性腹泻、便秘、胃下垂、慢性肝炎、慢性胆囊炎、尿潴留、遗尿、阳痿、慢性肾炎、贫血、白细胞减少症、甲状腺功能亢进、糖尿病、类风湿性关节炎等。

自我保健按摩的注意事项

自我保健按摩须知

环境舒适，卫生清洁	房间保持空气新鲜，温度适宜，卫生清洁。按摩床以硬板床加一层棉垫为宜。应经常修剪指甲，每次按摩前取下戒指、手表及其他装饰品，洗净双手。气温较低时宜两手对搓，使手掌温暖，以免冷手接触肌肤惊气动血。还要注意按摩部位的清洁。
思想集中，体验感受	按摩时注意力要集中，用意念引导按摩操作，用心体验自己手法的效应和点穴的准确程度，有助于起到疏经活络、调和气血的作用。
体位适宜，配合呼吸	在保健按摩时，采取的体位应使操作部位充分放松，有利于手法操作。同时注意调整呼吸，因为按摩的过程也是一种锻炼的过程，将按摩、锻炼、呼吸有机结合起来，有助于提高疗效。
诊断清楚，使用介质	有的疾病诊断不清或不知是否适于按摩，最好与医生商讨后再做按摩。在做面、足等部位的按摩时，可适当使用滑石粉、活络油等介质，以保护皮肤并增强按摩作用。

续表

根据反应，调整手法	按摩时应注意各种按摩手法操作在局部及整体的反应，可明显改善身体状况，出现酸麻胀肿及轻度疼痛的手法可多用；出现疼痛加剧、青紫瘀斑等异常的按摩反应的手法则不用。所以，了解按摩时和按摩后机体的反应是随时调整手法的主要依据。
抓住重点，追求实效	中老年保健按摩的目的就是预防和解除病痛，延年益寿。为了这个目的，在按摩中必须抓住重点，针对主要病痛进行手法操作，把握"离穴不离经，离经不离痛"的原则。因为在按摩中发现痛点或异常反应，往往是疾病通过经络在体表的反映，应抓住这些反应点，进行由轻到重的反复按摩，一定能取得满意效果。
把握时间，循序渐进	按摩应在自己闲暇时，切不可一边按摩，一边还想着别的事情。按摩前应排空二便，饥饿时或刚进食后均不宜按摩。对于疾病的按摩防治，初起时宜，病重时不宜，恢复期多用。此外，每个按摩手法操作的时间长短都要把握好，一般手法以操作15分钟为宜，点穴以1~3分钟一穴为宜，每天1次。每天按摩的时间最好固定。一般来说，按摩最佳时机为早晨起床后和晚上睡觉前，前者有助于提神醒脑；后者则帮助消除疲劳。
持之以恒，贵在坚持	保健按摩是一个循序渐进的过程，不是一下子就能掌握的，必须在实践中逐渐学习和掌握。同时，保健按摩也不是做一两次就能见效的，必须坚持不懈，才能达到防病治病、延年益寿的目的。
使用器械，配合锻炼	对于双手无法触及或手劲小、刺激力度不够的部位，可适当使用器械，如用自制的拍子拍打后背。某些疾病在做保健按摩时，可配合局部锻炼，以提高疗效，如颈椎病可配合颈部前后屈伸和左右旋转等运动，肩周炎可配合手扒墙、拉滑轮等运动。
劳逸结合，练养得当	手法的练习须注意不可过量，如过量则不利于身体健康；亦不可不足，不足则不能提高手法的动力。要做到劳逸结合，练养得当。

按摩主要用于舒筋通络、活血散瘀、消肿止痛，所以最常用于伤科疾病和各种痛证。但也有一些情况不能采用此法，否则会影响病人的身体康复，贻误治疗时机。

不能按摩的病人：

（1）流感、乙脑、脑膜炎、白喉、痢疾等的病人。

（2）急性炎症的病人，如急性化脓性扁桃体炎、肺炎、急性阑尾炎、蜂窝组织炎等。

（3）按摩耳穴时，耳朵上患有湿疹、溃疡、冻疮者要等到痊愈之后再进行按摩。

（4）某些慢性炎症，如四肢关节结核、脊椎结核、骨髓炎。

（5）有心脏病、肝脏病、肾脏病及肺病的人。

（6）血小板减少性紫癜或过敏性紫癜的病人。

（7）恶性肿瘤、恶性贫血、久病体弱而极度消瘦虚弱的人。

（8）大面积皮肤病的病人或患溃疡性皮炎的病人。

（9）脚癣患者要先涂脚癣药膏

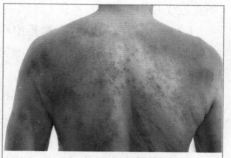

◎大面积皮肤病的病人或患溃疡性皮炎的病人不适宜按摩

后再做按摩。

（10）有脑血管意外先兆者。

（11）情绪不稳定的人。

（12）截瘫初期脚部骨折患者。

（13）骨质疏松和严重缺钙的患者。

（14）皮肤破损、感染、烫伤或有严重皮肤病者，其病损局部禁止按摩。

（15）妊娠期及一些有妇科疾病的人不要按摩，妇女在经期不要按摩足部。

（16）出血性疾病患者或有出血倾向者，如外伤出血、胃肠溃疡性便血、呕血、尿血、子宫出血、恶性贫血、白血病等禁止按摩。

不宜按摩的情形

上面我们说到有一些人不适合按摩，当出现如下情况时，同样不适合进行按摩治疗。

不适合进行按摩治疗的情况：

（1）患者在自我按摩时，应注意空腹、饱食、醉酒及剧烈运动后不宜过于用力按摩。

（2）发生煤气、药物、食物等中毒及被蛇、狗等动物咬伤后不要按摩脚上的穴位。

（3）化妆后不要立即进行面部按摩，面部按摩一般要在卸妆后半小时进行。

（4）女性月经期及妊娠期不宜按摩。

（5）酒后神志不清时不要按摩。

（6）撞伤、扭伤时不要按摩。

（7）严禁在骨折和关节脱位处、皮肤破损处进行按摩。

（8）高血压、贫血患者以及体质虚弱的人也不宜进行按摩。

（9）孕妇不能按摩肩井穴、合谷穴、三阴交穴、昆仑穴、小腹部、腰骶部和髋部。

（10）遇到中风、急性心肌梗死、严重的感染、严重的中毒等疾病时要及时与医院联系，不要随便以掐人中的方式来抢救。

（11）按摩时若出现不良反应，如头晕恶心、脸色苍白、四肢麻木、四肢发凉等现象时要尽快停止，及时去看医生，而一定程度的发热、发冷、困倦则属正常现象。

（12）经灭毒排毒法用药后，腺体里面的病原体逐渐被杀灭，机体也跟着逐渐修复。不恰当的按摩手法会导致炎症的扩散，刚修复的娇嫩的组织会被破坏。

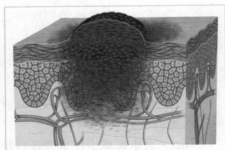
◎不恰当的按摩手法会导致炎症的扩散

自我按摩前后注意事项

对一般人群而言，自我按摩简单易行，只要参考几本书籍、练习几种典型的手法，便可以在工作间隙或家庭生活中实施。但是在操作时，一定要先把按摩的注意事项搞清楚。

按摩手法有补法、泻法之分，如人们在澡堂中常见的敲背、松骨等，手法较重，多为泻法。"快按轻起"为补、"轻按快起"为泻，九阳数为补、六阴数为泻，顺气道为补、迎气道为泻，拿法多为泻，抖法无补泻之分等，不一而足。该补则补、该泻则泻，如果反方向操作，后果便可想而知。

专家指出，在身体太虚的条件下，靠药补往往补不起来，因为身体的消化系统没有能力消化黏滞性的补品，相反，会增加消化系统、肝、脾、肾的负担。由此可以看出科学养生的重要性。比如，已经感到身体不适了，又去洗桑拿，身体近乎虚脱，再画蛇添足地敲打一番，这是无知的举动，慎戒为宜。

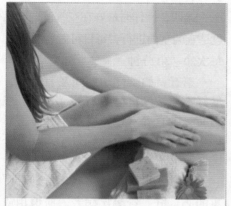

◎按摩保健需要对身体有整体观念和辨证施治

慢性疾病的保健总是从恢复脾胃功能和强肾按摩入手，是"保先天、养后天、通气血"思路出发的必然选择。所谓的"保先天"是指压脐和擦涌泉，适合35岁以下人群；所谓的"养后天"是指按摩足三里，适合35岁以上人群；所谓的"通气血"是指捏脊，老少皆宜。按摩保健需要对身体有整体观念和辨证施治，有中医的点拨启发，是最好不过的选择。

专家告诫人们：养生并不复杂，但要每天去做，日积月累才行。保持情绪稳定、不生气，好好吃饭，好好睡觉，每天锻炼身体。身体健康是目标，我们要做的是把自我保健养成习惯，持之以恒地坚持下去。

按摩前要注意的事项

持之以恒	按摩与体育锻炼一样，贵在坚持，如果心血来潮，三天打鱼两天晒网，则不能得到健身效果。
明确认识	保健按摩是强身健体的方法之一，还要配合适当的体育锻炼、饮食平衡、心理调节等，才能达到健康的目的。
保持清洁	保健按摩时首先要清洁被按摩部位，其次要清洁自己的双手，否则易引起细菌感染等疾病。
注意时间	保健按摩一般须维持一定时间，时间太短达不到要求，但也不是时间越久越好。一般10分钟左右的按摩即可达到疏通局部经络气血的作用，如局部皮肤微微发红、发热即可。

自我保健按摩效果的好与差与手法的选择、熟练程度，选取部位和穴位的准确性，以及手法用力的大小和技巧密切相关。

所以，人们在自我按摩时要注意以下几点：

第一，明确诊断，选用穴位，确定手法，做到心中有数，考虑全面，有中心有重点。根据自己的实际情况和需要，选用适宜的按摩方法，并按规定的手法、经络、穴位依次进行。面积狭小的部位，可用手指指腹按摩；面积较大的部位，可用大鱼际或手掌部按摩。

第二，根据疾病与按摩部位的不同，采用合适的按摩体位。按摩的体位要使病人舒适，有利于各种手法的操作。不论是自我按摩还是由别人按摩，都要注意。

在按摩手法上，应先轻后重、由浅入深、循序渐进，使体表有个适应的过程；切勿用力过大，以免擦伤皮肤；同时要注意双手清洁，勤剪指甲，讲究手部卫生，并且要保持双手有一定的温度。

第三，按摩的操作程序、强度、时间，需根据治疗中病人的全身与局部反应及治疗后的变化随时调整，并应掌握急则治"标"，缓则治"本"的原则。

在按摩时，应全身肌肉放松，呼吸自然，宽衣松带；做四肢、躯干、胸腹按摩时，最好直接在皮肤上进行或隔着薄衣，以提高效果。做腰背和下腹部的按摩，应先排空大小便。病人在过饥、过饱以及醉酒后均不适宜按摩，一般在餐后2小时按摩较妥。

第四，操作时最好在空气流通、温度适宜的室内进行，每日可做1~2次，每次20~30分钟。

第五，妇女怀孕期间及月经期，最好不要按摩自己的肩井、合谷、三阴交、昆仑等穴位，以及小腹、腰骶部，以防早产、流产、月经紊乱等不良反应发生。

第六，患有各种疾病，特别是严重的心、肝、肾等疾病者，应慎用或禁用按摩疗法，必要时在医生指导下使用。

第七，肝炎、肺结核、流感、流脑、性病等传染病患者，最好忌用。癌症患者不宜使用。

第八，在按摩结束之后，被按摩者应感到全身轻松舒适，原有症状改善。有时会有不同程度的疲劳感，这是常见反应。按摩后要注意适当休息，避免寒凉刺激，更不要再度损伤。应配合治疗，保持治疗效果。

按摩常用的检查诊断方法

视诊与触诊是按摩常用的检查诊断方法，所以在此只介绍视诊与触诊的内容，其他检查诊断方法则不予论述。

头面部

1.视诊

额骨及颞骨双侧凸出，顶部扁平，呈方形，俗称方头，多见于佝偻病患儿。不自主的头部震颤，见于帕金森病患者或老年人。头轻度前倾位，姿势牵强，多为落枕、颈椎病。小儿头倾向患侧，颜面转向健侧，呈倾斜状态，大多见于小儿肌性斜颈。一侧不能闭眼，额部皱纹消失，做露齿动作时，口角斜向健侧，鼻唇沟消失，多为面神经麻痹（中枢性的面瘫主要表现为面下半部瘫痪，口角歪向健侧）。颞下颌关节强直，如发于单侧，则颌部偏斜于患侧，面部两侧不对称，患侧丰满，健侧扁平。如病发于双侧，自幼得病者，则整个下颌骨发育不良，颌部后缩，形成下颌畸形。成年得病者，则畸形不显著，但张口困难。

2.触诊

头面部触诊主要有：

（1）婴儿囟门检查：两手掌分别放在左右颞部，拇指按在额部，用中指和食指检查囟门。正常的前囟门可触及如脉搏一般的跳动，囟门与颅骨平齐，稍有紧张感，一般闭合是在出生后12～18个月。当前囟隆起（排除小儿哭闹），多见于高热、颅内出血及颅内压增高的疾病。前囟门凹陷，多见于吐泻后津液大伤的患儿。

（2）张口度测定：张口时，正常者上下颌牙齿之间的距离，相当于自己中、食、无名指三指并拢时末节的宽度。如下颌强直，则宽度变小或牙关紧闭。

（3）落枕、颈椎病患者，常可在颈项部触摸到肌肉强硬痉挛。

踝部

1.视诊

观察有无足下垂（马蹄足）、跟足（仰趾足）、内翻足、外翻足、扁平足和高弓足等畸形。有无肿胀、皮下瘀血等。如内、外踝处肿胀、背屈剧痛可能为踝骨骨折。如踝下凹陷消失、跟骨增宽、跟腱止点处疼痛，可能为跟骨骨折。如内、外踝下方及跟腱两侧的正常凹陷消失，兼有波动感，可能为关节内积液或者血肿。肿胀局限于一侧，多见于侧副韧带损伤。足后部肿胀多属跟腱炎、滑囊炎、骨质增生等。

踝部软组织较薄，往往压痛点就是病灶的位置，根据压痛点的位置推断疼痛在某一组织，然后再做自动和被动运动检查，结合运动检查所引起的疼痛，就可基本确定疼痛发生的部位。如压痛点在外踝，踝内翻时外踝部疼痛，而外翻时不痛，则病变在外踝的韧带上；如果压痛点在跟腱上，可能是腱本身或腱旁膜的病变：压痛点在跟腱的止点处，可能是跟腱后滑囊炎；跟骨的足面正中偏后处有压痛，可能是跟骨棘或脂肪垫的病症，靠前部可能是跖腱膜的病症；压痛点在跟骨的内外侧，可能是跟骨本身的病变。肿胀一般多有压痛，检查时应注意有无波动感和实质感。软性肿块常属滑膜、腱鞘病变；硬性肿块常为骨病变。此外，足背和胫后动脉的触诊对了解血液循环情况有重要的临床意义。

2.活动检查

踝关节有背伸和跖屈的功能。跖屈时尚有内翻和外翻活动。

胸腹部

1.视诊

胸部皮肤发红、肿胀多为炎症。乳房红肿变硬有明显压痛，并伴有发热者，多为乳腺炎所致。扁平胸（其胸廓前后径比左右径小得多，呈扁平形）见于消瘦者，或慢

性消耗性疾病如肺结核等。桶状胸（其胸廓的前后径增大，以至与左右径几乎相等；外形像桶状）见于肺气肿、支气管哮喘发作、老年及肥胖体型的人。

鸡胸（又称佝偻病胸炎，其胸骨特别是下部显著前突，胸廓前后径增大，横径缩小，左右两侧塌陷，形状似鸡胸）见于佝偻病。胸廓单侧或局限性凹陷见于肺不张、肺萎缩、肺纤维化、广泛肺结核及胸膜粘连等。

胸廓单侧隆起见于一侧大量积液、气胸及胸腔内肿瘤。脊柱畸形可引起胸廓变化。如脊柱结核或老年驼背造成脊柱后凸，使胸廓变短，肋骨互相接近或重叠，胸廓牵向脊柱。如发育畸形，脊柱的某些疾患或者脊柱旁一侧肌肉麻痹，使脊柱侧凸，脊柱凸起的一侧胸廓膨隆，肋间隙加宽，而另一侧胸廓下陷，肋骨互相接近或重叠，两肩不等高。

弥漫性腹部膨隆，多见于肠梗阻、中毒性肠麻痹所引起的胃肠胀气，也可见于肝硬化晚期、巨大的卵巢囊肿等。

局限性腹部膨隆，多见于肝肿瘤、肝大、尿潴留等。全腹凹陷见于显著消瘦、恶病质及严重失水病人。

腹部呼吸运动减弱或消失，见于腹膜炎、膈肌麻痹或大量腹腔积液。正常人腹部看不到蠕动波（极度消瘦的病人

和腹壁松弛且菲薄的产妇除外），但幽门梗阻或肠梗阻时，则出现明显的胃与肠的蠕动波，并伴有胃型和肠型。站立时，如见上腹凹陷，而脐部及下腹部隆起，多见于胃下垂。

2.触诊

胸腹部触诊要注意压痛点。一般来说，按照某一脏器的解剖位置，其病变在相应的体表上会有疼痛反应及压痛。胸壁有皮下气肿，多因胸部外伤后，使肺或气管破裂，气体窜至皮下所致。此时手按压可有握雪或捻发感。胸部的压胸试验，目的是检查肋骨是否骨折。方法：患者坐位或站立位，检查者将一手掌按住其背部正中，另一手掌按住胸骨，然后两手轻轻对压，如有肋骨骨折，则骨折部位出现疼痛，有的可伴有骨擦音。上腹部压痛，多源于胃、十二指肠、肝、胆、胰及横结肠等上腹部脏器的病变。此外，胸膜炎、心肌炎、心肌梗死及肋间神经痛等胸部疾病，亦可产生上腹部压痛。脐部压痛，主要见于小肠病变，如胸梗阻、急性肠炎等。下腹部压痛，常见于膀胱疾病、盆腔炎、阑尾炎或女性生殖器病变。

胃溃疡压痛区在上腹部正中和偏左，范围较广。十二指肠溃疡压痛区在上腹部偏右，常有明显的局限压痛点。

胆囊点，位于右侧腹直肌外缘与肋弓交界处。在胆囊病变时，此点常有触痛。

阑尾点，位于右髂前上棘至脐部所引直线的外1/3与内2/3交界处。阑尾炎患者此点常有压痛。

胃肠穿孔等急性腹膜炎患者，腹壁紧张，有压痛及反跳痛，为腹膜刺激征。触诊时，腹壁强硬如板，称为板状腹。

腹部的神经反射检查法：患者仰卧，下肢屈曲，腹肌放松。按摩者用钝尖物轻快地划其两侧季肋部。脐平面和髂部腹壁皮肤。划的方向是由外向内，正常者可见腹肌收缩。

脊柱部

1.视诊

首先要注意脊柱的生理曲线是否改变，有无畸形。正常人脊柱有四个弯曲部位，称为生理弯曲。即颈椎稍向前凸，腰椎有较明显的前凸，胸椎稍向后凸，骶椎有较大的后凸。在直立位时正常脊柱无侧突。检查脊柱时，一般取站位和坐位。坐位检查可排除下肢畸形对脊柱曲线的影响。

脊柱前凸，多由姿势不良、小儿麻痹症、髋关节结核，以及先天性髋关节脱位等原因所致。脊柱后凸，若小儿脊柱后凸，多为佝偻病引起。

青少年脊柱后凸（表现为成角畸形），多为胸椎结核引起。青少年胸椎下部及腰椎过度后凸，多为发育期姿势不良或患脊软骨炎所致。

成年胸椎呈弧形（或弓形）后凸，脊柱强直固定，仰卧时脊柱亦不能伸平，见于类风湿性脊柱炎。老年人脊柱后凸，多发生在胸椎上半部，为骨质退行性病变，胸椎椎体被压缩而成。

脊柱侧弯，根据发生的部位不同可分为胸部侧弯、腰部侧弯和胸腰部联合侧弯，根据病变性质可分为姿势性侧弯和器质性侧弯两种。姿势性侧弯见于儿童发育期坐位姿势不良、一侧下肢较短、腰椎间盘突出症、脊髓灰质炎后遗症等病变，姿势性侧弯早期，脊柱曲度不固定，改变体位可使侧弯消失。器质性侧弯，见于佝偻病、胸膜肥厚及粘连、肩部畸形等病变，改变体位不能使侧弯得到纠正。

2.触诊及活动检查

检查时取站位或卧位，沿棘突、棘间、椎旁寻找压痛点。首先要了解脊柱的正常生理位置。肩胛骨内上角相当第二胸椎平面，肩胛骨下角相当第七胸椎平面，第十二肋与胸椎交角相当第十二胸椎，髂峤最高点的连线相当第四腰椎棘突，髂后上棘连线相当腰骶关节。骶髂关节在髂后上棘下方，相当第二骶椎平面。检查脊柱部压痛点，要分别运用浅压痛、深压痛和间接压痛检查法。浅压痛表示棘上、棘间韧带等浅层组织发生病变，深压痛和间接压痛表示椎体、小关节和椎间盘等深层组织发生病变。腰背部的软组织损伤，大多能在病变部位找到肌肉痉挛和压痛，如棘间韧带劳损在棘突之间有压痛，棘上韧带劳损在棘上有压痛。腰筋膜劳损多在第三腰椎横突旁有压痛和肥厚感，或见肌痉挛，或见索状结节。腰背肌劳损，该肌可有痉挛，在该部肌肉的附着区有压痛。颈、腰椎间盘纤维环破裂症，在病变椎间盘的棘突间及两旁有深压痛和放射痛。如果腰部只有酸痛，压痛点不明确，或者根本没有压痛点，用拳叩击腰背反觉舒适，往往是子宫后倾、肾下垂、神经衰弱等症状性腰痛。心脏疾患可在右侧心俞处有压痛。肝、胆病患者也可在右侧肝、胆俞处有压痛。因此，腰背部的压痛点就应注意区别是否为内脏疾病在腰背部的反射性疼痛点。

3.活动检查

正常脊柱有前屈、后伸、左右侧屈及旋转的功能。如果发生病变，在其做主动或被动前屈、后伸、侧屈、旋转时，可因疼痛而使运动受限，检查时做好记录。

肩部

1.视诊

必须两侧对比检查。检查时，两肩都要裸出，对比两肩外形是否对称、高低是否一致，有无畸形、肿胀、窦道、肿块及静脉怒张，有无肌肉萎缩等情况。另外，在肩部视诊时不仅要视其静态，也要视其动态，即借助肩关节主动活动或被动活动来观察其肌肉及关节的形态和功能状况。肩关节的肿胀较轻时不易看出，正常锁骨的外下方凹陷、肿胀时则该处平满或膨隆。若肩胛骨高耸，多为先天性肩胛骨高耸症。若肩胛骨内缘向后突起，尤其在用手抵墙时更为明显，称为翼状肩，见于前锯肌瘫痪的病人。斜方肌瘫痪表现为平肩。

对于急性损伤患者，如果在肩后部有明显肿胀，则提示可能有肩关节脱位或肩胛骨骨折。三角肌膨隆消失，肩峰突出而形成"方肩"，多提示肩关节脱位。对比两侧，看锁骨外端是否高突。患肩是否向下、前、内移位，前者说明肩锁关节脱位或锁骨外端骨折，后者则为胸锁关节脱位或锁骨骨折。

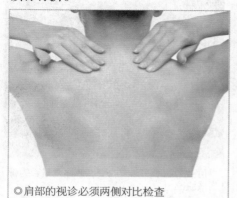

◎肩部的视诊必须两侧对比检查

2.触诊及活动检查

首先要了解肩部的正常解剖结构、活动幅度及其骨性标志。肩峰在肩外侧最高点骨性突出处；其下方的骨性高突处为肱骨大结节，肩峰前方为锁骨外端，锁骨外、中1/3（交界处的下方一横指、肱骨头内上方）为喙突。肩部触诊，不仅要注意局部皮肤温度、有无肿胀、硬度如何，而且更要详细地按压检查，寻找压痛点，并注意关节结构是否正常，活动时有无异常状态及摩擦音等，并应注意排除骨折。对肩部压痛点，需和肩关节功能检查结合来判断病变部位。如压痛点在肩峰前下方，一般是肱骨小结节附近的病变。压痛点在肩峰外侧，则可能是肱骨大结节附近的病变。在视诊时如发现两侧上肢不等长、肌肉萎缩，需进行测量。上肢的长度一般测量从肩峰至肱骨外髁或尺骨茎突的距离，两侧对比。测量上肢周径时一般选择两臂相应的部位，并标明该部位距肩峰或尺骨鹰嘴突的长度。

3.活动检查

病人取站立位或坐位，先做主动运动。检查时要注意运动方式、幅度，有无疼痛、受限，尤其注意肩胛骨的动态。

肘部

1.视诊

需两肘裸出对比检查。不仅要观察肘关节的轮廓有无肿胀和变形，也要测其携带角。轻度肿胀时，仅见鹰嘴侧窝鼓起。严重肿胀时，整个肘部粗大，甚至肘横纹消失。菱形肿胀多属慢性关节炎症。一侧肿胀常由肱骨内上髁或外上髁骨折所致。神经麻痹时，可引起广泛的肌萎缩。

肘关节的形态如有改变，应注意是否为骨折或脱位。如患肢处于半屈肘位时，则提示肘关节脱位或髁上骨折。鹰嘴后突明显时，则提示肱骨髁上伸直型骨折或肘关节后方脱位。小儿桡骨小头半脱位者，以前臂旋前畸形多见。

2.触诊及活动检查

首先要掌握肘关节的骨性标志。肱骨内髁、外髁和尺骨鹰嘴是肘关节重要的骨性标志。此三点所构成的"肘直线"和"肘三角"有无改变，对鉴别肘关节脱位和骨折非常重要。触诊时要注意压痛点位置。肱骨外上髁压痛明显时，多为肱骨外上髁炎（网球肘）。鹰嘴部有压痛或肥厚感多为骨折或滑囊炎。桡骨头可于肘后

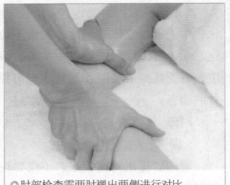

◎肘部检查需两肘裸出两侧进行对比

桡侧窝处触及，同时旋转前臂，可有桡骨头转动的感觉，骨折时此窝鼓起并有压痛。尺骨喙突在肘前不易摸到，需要以拇指在肘前深压，骨折时该处可有压痛。尺神经位于肘后尺侧，如局部有肥厚感，并且该部位有压痛和窜麻等现象，则提示尺神经病变。肱骨外上髁、内上髁，桡骨小头和鹰嘴部位如有压痛并触到摩擦感和异常活动时，则提示该部位骨折。肘关节如有异常的外展和内收活动，则有脱位或骨折病变。

3.活动检查

肘关节活动以屈伸为主，活动的关节主要在肱尺关节。前臂的旋转则依赖于尺桡上、下关节和前臂骨间膜的联合活动。肱桡关节虽参与屈伸和

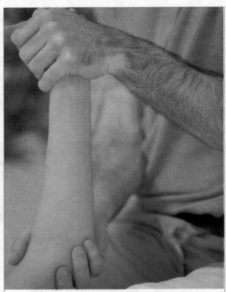

◎肘关节的形态如有改变，应注意是否为骨折或脱位

旋转活动，但处于次要位置。须对肘关节的屈伸和旋转动作进行检查。如果检查神经麻痹或肌腱疾病时，需做主动运动。如果检查骨关节疾病时，只做被动运动即可。检查疼痛时，需做主动运动和被动运动的结合检查。检查旋转运动时，肘关节必须靠紧胸壁并与对侧对比检查，否则肩的活动可以部分代偿，这一点应注意。

腕掌指部

1.视诊

手的自然体位（休息位）是自然半握拳状态，犹如握茶杯姿势，手部各组拮抗肌张力相互平衡。拇指处于对掌位，轻度外展，指腹接近或触及食指远侧指间关节的桡侧缘。其他各指的掌指关节和指间关节均呈半屈位，食指轻度向尺侧倾斜，小指轻度向桡侧倾斜。当手部受伤时，由于肌力不平衡，即可出现手部功能异常。腕掌指部视诊，要注意两侧对比检查，观察有无畸形、肿胀、异常动作等，并做具体记录。

畸形：桡骨远端骨折可见到枪刺状畸形。尺桡远侧关节脱位，则尺骨茎突向背侧或尺侧凸出。非急性损伤的常见畸形为神经、血管损伤所致。桡神经损伤后，出现腕下垂。正中神经损伤后，拇指不能做对掌动作，拇指和食指不能弯曲，大鱼际萎缩，呈猿手畸形。尺神经损伤后，拇指不能内收，其余四指不能做内收和外展运

动，第四、五手指指掌关节不能屈曲，远端关节不能伸直，骨间肌、鱼际肌萎缩，呈爪形手。此外，前壁屈肌群缺血坏死，瘢痕挛缩所引起的缺血性挛缩患者也可有爪形手畸形。

肿胀，注意软组织肿胀和肿块的部位与范围。鼻烟窝处饱满多为舟状骨骨折。两侧腕及近侧指间关节呈对称性梭形肿胀，多为类风湿性关节炎。

腱鞘炎或肌腱周围炎：多表现为沿肌腱的肿块。腕部局限性肿块，稍能顺肌腱的垂直方向移动，但不能与其平行移动，通常为腱鞘囊肿。远端指节呈杵状膨大称为杵状指，常见于支气管扩张、先天性心脏病、亚急性细菌性心内膜炎等疾患。

异常动作：手足抽搐多因缺钙引起，手指震颤多见于甲状腺功能亢进、帕金森病、慢性酒精中毒等疾病。

2.触诊及活动检查

应注意压痛点、肿块和叩击痛。鼻烟窝处压痛和肿胀见于腕舟骨骨折。桡骨茎突处压痛多为拇短伸肌、拇长展肌腱鞘炎。掌指关节掌侧处压痛多见于第一、二、三、四指腱鞘炎。掌侧腕横纹中央区压痛且伴有手指放射痛和麻木感为腕管综合征，提示正中神经受压。下尺桡关节处压痛，尺骨茎突高凸且有松弛感，为下尺桡关节分离。远侧和近侧指间关节

侧方压痛或伴有侧向活动，为侧副韧带损伤。腕掌部的骨折多在骨折断端有明显肿胀、压痛、畸形和骨擦音、轴心叩击痛，临床上应仔细检查。

3.活动检查

腕关节有内收、外展、背伸和掌屈的功能。腕及手部的活动功能检查，多数需做主动运动和被动运动两种检查。掌筋膜挛缩可引起手指（多见于第四、五指）进行性无痛性屈曲畸形，屈腕时，手指不能伸直，触摸其挛缩的掌筋膜如紧带状。"扳机指"是屈指肌腱狭窄性腱鞘炎的特征，掌指关节掌侧有压痛及硬结，弯曲和伸直时，患指突然停留在半弯曲状态，不能再屈曲和伸直，需用力或用另一手帮助扳动患指，直到"咔嗒"一声，并感到疼痛才能完全屈曲或伸直。

髋部

1.视诊

需让患者脱去外裤行走。首先从前面观察，要注意两侧髂前上棘是否在同一水平线上，两侧髂部是否对

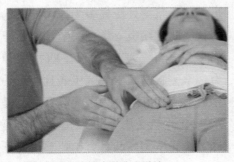
◎髋部视诊还应注意肿胀和肿块

称。然后观察下肢有无过度内收、外展和短缩等畸形。侧面要注意大腿有无屈曲畸形，特别是有无腰椎过度前凸。如不注意腰椎过度前凸，就很容易忽视髋关节轻度前屈畸形。视后面时，可先嘱患者健侧下肢负重，另一侧下肢屈曲抬起。正常情况下，由于负重侧的髋关节外展肌群的收缩，另一侧骨盆向上倾斜高于负重侧。臀中肌麻痹或髋关节脱位（陈旧性）患者，当患侧下肢负重，健侧下肢屈曲抬起时，不但不能使健侧骨盆向上倾斜，反而低于负重侧，称站立屈髋。

髋部视诊还应注意肿胀和肿块。如腹股沟饱满，则说明髋关节肿胀。臀部异常丰满，常是髂骨本身的病变。髋关节外上方突起，多是先天性脱位或半脱位引起。髋关节外下方肿胀多属大转子病变或腰骶部感染脓液流注所致。大腿内上方肿胀，除耻骨或小转子病变外，也应考虑流注脓肿。婴幼儿双侧臀纹皱襞不对称，常提示先天性髋脱位。

2.触诊及活动检查

病人仰卧位，检查者用两拇指以同样的力量触压两腹股沟韧带中点下，或用拳击大转子或足跟，观察病人的反应。若引起髋关节痛，则提示大转子滑囊炎。对髋关节活动痛要仔细检查，判断其疼痛的确切位置。其检查方法，一种是髋关节伸直旋转试

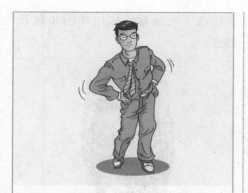

◎当髋关节处于屈曲位时，髂腰肌松弛，如有轻微旋转即出现疼痛，则为关节面摩擦痛

验，另一种是髋关节屈曲旋转试验。前者用以检查关节面摩擦痛，后者用以检查关节面摩擦痛以及髂腰肌等软组织的病变。当髋关节屈曲位时，髂腰肌松弛，如有轻微旋转即出现疼痛，则为关节面摩擦痛，可以排除髂腰肌的牵扯痛；如小幅度旋转无疼痛，幅度增大可出现疼痛，提示髂腰肌等软组织的病变。下肢长度测量方法：长度测量应从髂前上棘至股骨内髁或内踝的距离；周径的测量应取两肢相应的部位，写明该部位距髌骨上缘或下缘的长度，并做两侧对比。

3.活动检查

髋关节有屈曲、后伸、内收、外展、内旋和外旋的活动功能。

膝部

1.视诊

首先观察膝部有无畸形，其次应观察膝关节是否肿胀。轻度肿胀表现为两侧膝眼饱满，严重肿胀时髌上滑囊及整个膝周均隆起肿大。髌上滑囊区的肿块可能是滑囊炎、关节积液。胫骨和股骨髁部及干骺端的肿大可能是骨肿瘤。窝肿块一般为窝囊肿。观察肌肉有无萎缩及张力状态，特别是股四头肌内侧头。由于股四头肌内侧头力量最强，是完成伸膝动作的主要肌肉，任何膝关节疾患，只要引起膝关节运动障碍，股四头肌内侧头便会很快萎缩。因此，此肌萎缩与否，对判断膝关节有无病变有较大意义。此外，还需注意小腿有无静脉曲张和水肿。

2.触诊及活动检查

（1）内侧副韧带损伤的压痛点。

（2）外侧副韧带损伤的压痛点。

（3）半月板损伤的压痛点。

（4）髌下脂肪垫损伤的压痛点。

（5）髌韧带损伤的压痛点。

（6）髌上滑囊的压痛点。

通常，膝关节伸直痛是关节面的病变，屈曲痛是膝关节水肿或滑囊炎的表现。膝关节向内翻时，外侧疼痛是外侧副韧带的疼痛；膝关节向外翻时，内侧疼痛是内侧副韧带的疼痛。当膝关节处于向外翻的压力下，并做膝的伸屈动作时，若产生外侧疼痛，则证明股骨外髁或外侧半月板有摩擦痛。反之，内翻同时有屈伸痛者，则病变在股骨内髁或内侧半月板。

膝关节表面软组织较少，压痛点的位置往往就是病灶的位置。因此，检查压痛点对定位诊断有很大意义。

髌骨下缘的平面正是关节间隙，关节间隙的压痛点可以考虑是半月板的损伤处或有骨赘之处；内侧副韧带的压痛点在股骨内髁结节处；外侧副韧带的压痛点在腓骨小头上方的索条上；髌韧带的压痛点在胫骨粗隆上方；髌下脂肪垫的病变，压痛点在髌韧带两侧；髌骨上方的压痛点提示为髌上滑囊的病变。

3. 活动检查

检查膝关节时应先查主动运动，后查被动运动，并对比两侧幅度。如有疼痛，应注意疼痛出现的角度和部位。

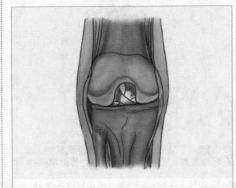

◎膝关节疼痛首先观察膝部有无畸形，其次应观察膝关节是否肿胀

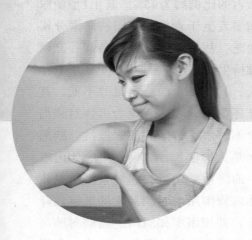

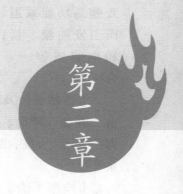

第二章

日常多发病的
快速按摩疗法

●日常生活中，我们经常会被一些常见的多发病困扰，例如头痛、失眠、牙痛等。类似这样的疾病，通过简便快速的按摩就能取得很好的治疗效果，既省去了去医院排队看病的时间，也省去了一些不必要的麻烦。需要注意的是，在针对疾病进行按摩时，首先要确定病人是否适合按摩，否则即使对症，也不能进行按摩。

糖尿病的快速按摩疗法

糖尿病是由遗传因素、精神因素、免疫功能紊乱、微生物感染等各种致病因子作用于机体导致胰岛功能减退、胰岛素抵抗等而引发的糖、蛋白质、脂肪、水和电解质等一系列代谢紊乱综合征。

【按摩部位及取穴】胰俞、肝俞、脾俞、肾俞、胃俞、中脘、气海、关元、大椎、曲池、三阴交、涌泉等穴。

【按摩手法】一指禅推、按、揉、擦、振法等。

临床上以高血糖为主要特点，典型病例可出现多尿、多饮、多食、体重减少等表现，即"三多一少"症状。

糖尿病分为1型糖尿病和2型糖尿病。在糖尿病患者中，2型糖尿病所占的比例约为95%。其中1型糖尿病多发生于青少年，因胰岛素分泌缺乏，故依赖外源性胰岛素补充以维持生命。2型糖尿病多见于中老年人，其胰岛素的分泌量并不低，甚至还偏高，临床表现为机体对胰岛素不够敏感，即胰岛素抵抗。胰岛素是人体胰腺B细胞分泌的体内唯一的降血糖激素。胰岛素抵抗是指体内周围组织对胰岛素的敏感性降低，外周组织如肌肉、脂肪对胰岛素促进葡萄糖的吸收、转化、利用发生了抵抗。

糖尿病症状的"三多一少"

多食	由于大量尿糖丢失，如每日失糖500克以上，所以机体处于半饥饿状态，能量缺乏需要补充，会引起食欲亢进，食量增加。同时又因高血糖刺激胰岛素分泌，因而病人易产生饥饿感，食欲亢进，老有吃不饱的感觉，甚至每天吃五六次饭，主食达1~1.5千克，副食也比正常人明显增多，还不能满足食欲。
多饮	由于多尿，水分丢失过多，发生细胞内脱水，刺激口渴中枢，患者出现烦渴多饮，饮水量和饮水次数都增多，以此补充水分。排尿越多，饮水也越多，形成正比关系。
多尿	尿量增多，每昼夜尿量达3000~5000毫升，最高可达10000毫升以上。排尿次数也增多，一两个小时就可能小便一次，有的病人甚至每昼夜可达30余次。

续表

体重减少	由于胰岛素不足，机体不能充分利用葡萄糖，导致脂肪和蛋白质加速分解来补充能量。其结果是体内糖类、脂肪及蛋白质被大量消耗，再加上水分的丢失，病人体重减轻、形体消瘦，严重者体重可下降数千克，以致疲乏无力、精神不振。同样，病程时间越长，血糖越高；病情越重，消瘦也就越明显。

　　糖尿病可导致感染、心脏病变、脑血管病变、肾功能衰竭、双目失明、下肢坏疽等。糖尿病高渗综合征是糖尿病的严重急性并发症，初始阶段可表现为多尿、多饮、倦怠乏力、反应迟钝等，随着机体失水量的增加，病情急剧发展，出现嗜睡、定向障碍、癫痫样抽搐、偏瘫等类似脑卒中的症状，甚至昏迷。

预防糖尿病的一般按摩方法

抱腹颤动	双手抱成球状，两个小指向下，两个拇指向上，两掌根向里放在大横穴上；小指放在关元穴上；拇指放在中脘穴上。手掌微微往下压，然后上下快速地颤动，每分钟至少做150次。此手法应在饭后30分钟，或者睡前30分钟做，一般做3～5分钟。这种方法不仅能降糖、降血压，还可以治疗便秘。
叩击左侧肋部	轻轻地叩击肋骨和上腹部左侧这一部位，约为2分钟，右侧不做。
按摩三阴交	三阴交穴位于脚内踝上3寸处，用拇指按揉，左右侧分别做2～3分钟。

　　以上疗法每天做1～2次。

　　已患糖尿病的人也可以通过自我按摩达到调整阴阳、调和气血、疏通经络、益肾补虚、清泄三焦燥热、滋阴健脾等功效。

　　糖尿病患者的自我按摩以胸腹部、腰背部、上下肢等部位的经络、穴位为主。一般采用先顺时针按摩30～40次，再逆时针按摩30～40次的方法进行。

糖尿病患者的按摩部位

按摩肾区	清晨起床后及临睡前，取坐位，两足下垂，宽衣松带，腰部挺直，以两手掌置于腰部肾俞穴，上下加压摩擦肾区各40次，再采用顺旋转、逆旋转摩擦各40次。以局部有温热感为佳。
按摩腹部	清晨起床后及临睡前，取卧位或坐位，双手叠掌，将掌心置于下腹部，以脐为中心，手掌绕脐顺时针按摩40圈，再逆时针按摩40圈。按摩的范围由小到大，由内向外，可上至肋骨，下至耻骨联合处。按摩的力量由轻到重，以患者能耐受、自我感觉舒适为宜。
按摩下肢	按摩部位以脾经、肾经为主，手法以直线做上下或来回擦法为主，可在足三里、阳陵泉、阴陵泉、三阴交等穴位上各按压、揉动3分钟。
按摩上肢	按摩部位以大肠经、心经为主，手法以直线做上下或来回擦法为主，可在手三里、外关、内关、合谷等穴位上各按压、揉动3分钟。
按摩劳宫穴	该穴定位于第二、三掌骨之间，握拳，中指尖下。按摩手法采用按压、揉擦等方法，左右手交叉进行，每穴各操作10分钟，每天2~3次，不受时间、地点限制。也可借助小木棒、笔套等钝性的物体进行按摩。
按摩涌泉穴	该穴定位于足底（去趾）前1/3处，足趾跖屈时呈凹陷处。按摩手法采用按压、揉擦等方法，左右手交叉进行，每穴各操作10分钟，每天早晚各一次。也可借助足按摩器或钝性的物体进行自我按摩。

糖尿病的取穴与按摩

特效1：阳池穴

▶ **功能主治**

阳池穴	可治疗妊娠呕吐。
	可治疗腕关节及周围软组织风湿等疾患，以及腕痛无力、肩臂痛不得举症状。
属手少阳三焦经穴位	对耳鸣、耳聋、眼睛红肿、咽喉肿痛等五官疾病有较好疗效。
	对糖尿病（消渴症）、子宫不正（前屈或后屈）等病症，长期按摩会有很好的调理保健功效。

▶**标准取穴**

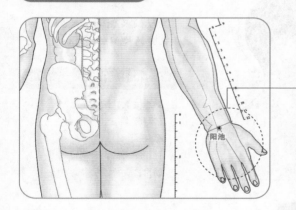

即腕背横纹上，前对中指、无名指指缝。或在腕背横纹中，当指伸肌腱的尺侧缘凹陷处。

◇ **配伍治病**

前臂疼痛麻木：
阳池配外关和曲池
糖尿病：
阳池配胃脘下俞、脾俞和太溪
功用：生发阳气，沟通表里

▶ **取穴技巧及按摩手法**

正坐，手平伸，屈肘向内，翻掌，掌心向下，用另一手轻握手腕处，四指在下，拇指在上，弯曲拇指，以指尖垂直按手腕横纹中点穴位即是。

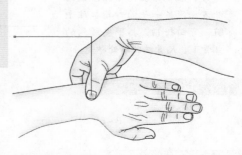

程度	指法	时间/分钟
重		1~3

特效2：神门穴

神门穴	具有安神、宁心、通络之效能。
	主治心烦失眠、心悸、心绞痛、多梦、健忘等症，对神经衰弱等症，针灸此穴有特效。
属手少阴心经穴位	神门是精气神的进入处，因此也是治疗心脏疾病的重要穴位。
	对糖尿病、扁桃体炎、腕关节运动障碍等病症，长期按压此穴有很好的调理保健效能。

►标准取穴

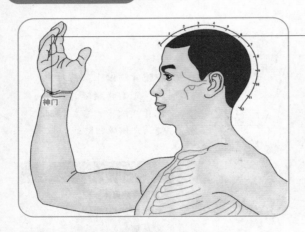

腕横纹尺侧端，尺侧腕屈肌腱的桡侧凹陷处即是。

◇ 配伍治病

健忘失眠、无脉：
神门配支正
癫狂：
神门配大椎、丰隆
功用： 安神、宁心、通络

► 取穴技巧及按摩手法

正坐，伸手，仰掌，屈肘向上约45度，在无名指与小指掌侧向外方，用另一手的四指握住手腕，弯曲拇指，指甲尖所到的豆骨下、尺骨端凹陷处即是。

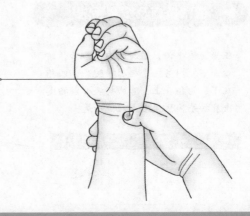

程度	指法	时间/分钟
适度		3~5

糖尿病人推荐食谱

早餐	1.主食：高纤维馒头或饼等主食。 2.副食： （1）煮鸡蛋或荷包蛋一个。 （2）淡豆浆、牛奶或小米粥可任选一种。
午餐	1.主食：高纤维大米饭、高纤维馒头、高纤维面条或其他高纤维主食。 2.副食： （1）瘦肉、鱼、鸡、鸭可根据情况选择。 （2）清炒蔬菜、凉拌蔬菜、豆制品等。
晚餐	1.主食： （1）高纤维馒头、高纤维大米饭等主食。 （2）喜欢喝粥者可根据个人习惯选择小米粥、绿豆粥、小豆粥等。 2.副食： （1）蔬菜、豆制品等。 （2）鸡、鸭、肉、鱼等可根据个人喜好选择。 （3）晚上睡觉前喝纯牛奶一杯，约300毫升。
说明	（1）每日主食必须吃够，不得少于300克（干品）。 （2）每日所食蔬菜必须依照"糖尿病饮食治疗规则"上指定的品种进行选择，必须吃够500克。 （3）每日所食蔬菜品种和副食要多样化，不要单调。 （4）食盐不超过6克，食用油用植物油，不超过18毫升为宜。 （5）每日主食做到大米、面粉混合食用才有益健康，即一天两顿大米主食、一顿面主食；或一顿大米主食、两顿面主食。 （6）中医养生学认为"汗要出透，水要喝够，便要排清，才能长寿"，所以说糖尿病病人在科学合理饮食的基础上，每天的水要喝够，不要等渴了才暴饮。

高血压的快速按摩疗法

高血压是指病人在静息状态下动脉收缩压和/或舒张压增高，即大于等于140/90mmHg，常伴有脂肪和糖代谢紊乱以及心、脑、肾和视网膜等器官功能性或器质性改变，以器官重塑为特征的全身性疾病。

【按摩部位及取穴】太阳、攒竹、内关、百会、天柱，风池、肩井、大椎、肝俞、心俞，肾俞、曲池、足三里穴。

【按摩手法】按、压、揉法等。

一般来说，当病人休息5分钟以上，并且2次以上非同日测得的血压大于等于140/90mmHg就可以诊断为高血压。

高血压的病因除了与病人的遗传因素相关外，也与病人所处的环境，包括饮食和精神应激相关。另外，高血压的发生与病人的体重、睡眠及年龄有较大的关系。一般来说，肥胖者发病率高。在日常饮食中，摄入食盐多者，高血压发病率高，经常服用避孕药也容易导致高血压。

高血压是一种以体循环动脉收缩压或舒张压升高为特征的临床综合征。大多数高血压患者有头痛、头晕、失眠、烦躁、易疲劳、手指麻木和僵硬等症状。

高血压患者在药物治疗的同时，不妨采用自我按摩疗法来进行防治。通过按摩可以调节大脑皮质功能，改善脑内血液循环，使微血管扩张，血流量增加，这样不仅能降低血压，还能防止动脉硬化。

针对高血压，病人可以根据自身的实际情况采取不同的按摩方法。下面我们就介绍一下头部按摩法、足部按摩法、特殊穴位按摩法以及足浴疗法。

头部按摩法

中医称"头为诸阳之会"，人体十二经脉和奇经八脉都汇聚于头部，头部有几十个穴位。正确的按摩和一些日常的良好习惯对高血压患者可以起到意想不到的保健作用。

梳头

梳头可以促进头部血液循环，起到疏通经脉、流畅气血、调节大脑神经等作用，对治疗眩晕、失眠、高血压、动脉粥样硬化等疾病也有较好的疗效。

每天早、中、晚各梳头一次，用力适中，头皮全部梳理一遍，每次2~3分钟。

推发

两手虎口相对分开放在耳上发际，食指在前，拇指在后，由耳上发际推向头顶，两虎口在头顶上会合时

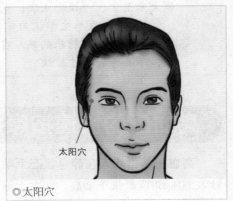

太阳穴

◎太阳穴

把头发上提，反复推发10次，操作时稍用力。两掌自前额像梳头样向脑部按摩，至后颈时两掌手指交叉以掌根挤压后颈，有降压的作用。

叩头

双手五指分开呈半屈状，用指端由前发际向后叩击，反复叩击12次，叩时要用力均匀并稍用力。

足部按摩法

足部与全身脏腑经络关系密切，承担身体全部重量，故有人称足是人类的"第二心脏"。

有人观察到足与整体的关系类似于胎儿平卧在足掌面。头部向着足跟，臀部朝着足趾，脏腑即分布在跖面（脚掌）中部。根据以上原理和规律，刺激足部穴位可以调整人体全身功能，治疗脏腑病变。

中医经络学认为，脚心是肾经涌泉穴的所在位置，手心是心包经劳宫穴的所在位置，经常用手掌摩擦脚心，有健肾、理气、益智、交通心肾，使水火相济、心肾相交，防治失眠、多梦等功效。对高血压病也有很好的疗效。

人体解剖学表明，脚上的血管和神经比其他部位多，无数的神经末梢与头、手、身体内部各组织器官有着特殊的联系。所以，通过对足部进行按摩，就能治疗许多疾病。对高血压病有很好的疗效。

治疗高血压的足部按摩法如下：

按摩涌泉穴

此法简单、实用，具体方法为取坐位于床上，用两手拇指指腹自涌泉穴推至足跟，出现局部热感后再终止操作，每日1～2次。

根据按摩者的不同坐位可以分为不同的手法。

坐位：将一条腿放在另一条腿上，同侧手托住脚踝，对侧手用小鱼际部在涌泉穴做上下推擦，直到脚心发热为止，再换另一条腿。

坐床上：两脚心相对，用两手拇指指腹自脚跟往前推至涌泉穴，如此反复36次，推至脚心发热为止。

按摩涌泉穴动作要缓和、连贯，轻重要合适。刚开始速度要慢，时间要短，等适应后再逐渐加快按摩速度。在按摩脚心的同时，还要多动动脚趾。

拿捏大脚趾

大脚趾是血压反射区所在，随兴用手上下左右旋转揉搓即可。在血压突然升高时，立即用手的指甲掐住大脚趾与趾掌关节横纹正中央，血压便会下降。

进行足部按摩时应保持室内清静、整洁、通风，按摩前用温水洗净足部，全身放松。按摩结束后30分钟内患者应饮一杯温开水，这样有利于气血的运行，从而达到良好的按摩效果。

特效穴位及经络按摩法

特效穴位指的是：太阳、攒竹、内关、百会、天柱，风池、肩井、大椎、肝俞、心俞，肾俞、曲池、足三里穴等。

特效经络为：督脉、手阳明大肠经、足少阳胆经、足太阳膀胱经、足阳明胃经等。

按摩疗法

（1）用双手拇指指腹按揉太阳、攒竹、百会穴，每穴每次2分钟。

（2）用按摩棒按压、摩擦风池、曲池、内关穴，每穴每次2分钟。

（3）将双手五指分开呈爪形，由前发际向后发际抹动，如十指梳头状，反复30次，或用木梳代替手指。

（4）用拇指和食指捏住耳郭，从上向下按揉，左右各50次。

足浴疗法

中医学认为，人体五脏六腑在脚上都有相应的反射区，脚部是足三阴经的起始点，又是足三阳经的终止点，踝关节以下就有60多个穴位。如果经常用热水泡脚，能刺激足部穴位，促进血脉运行，调理脏腑，从而达到强身健体、祛除病邪、降压疗疾

的目的。

足浴时，水的温度一般保持在40℃左右，太高太低都不好；水量以能没过脚踝部为好，双脚放热水中浸泡5～10分钟，然后用手按摩脚心。

【病症自我保健】高血压的食疗法

高血压病人的饮食治疗，是以减少钠盐、减少膳食脂肪并补充适量优质蛋白，注意补充钙和钾，多吃蔬菜和水果，戒烟戒酒，科学饮水为原则。

饮食宜清淡

提倡素食为主，素食方式可使高血压患者血压降低。因此高血压患者饮食宜清淡，宜高维生素、高纤维素、高钙、低脂肪、低胆固醇饮食。提倡多吃粗粮、杂粮、新鲜蔬菜、新鲜水果、豆制品、瘦肉、鱼、鸡等食物，提倡吃植物油，少吃猪油、油腻食品及白糖、辛辣食品、浓茶、咖啡等。

减少食盐量

吃钠盐过多是高血压的致病因素，而控制钠盐摄入量有利于降低和稳定血压。临床试验表明，高血压病人每日食盐量由原来的10.5克降低到4.7～5.8克，可使收缩压平均降低4～6mmHg。

戒烟、戒酒

烟、酒是高血压病的危险因素，嗜烟、酒有增加高血压并发心、脑血管病的可能，酒还能降低病人对抗高血压药物的反应性。因此对高血压病人要戒烟戒酒，戒酒有困难的人也应限制饮酒。

饮食有节

做到一日三餐饮食定时定量，不可过饥过饱，不暴饮暴食。每天食谱可做以下安排：主食300～400克；新鲜蔬菜400～500克；新鲜水果100克；食油20～25克；牛奶250毫升；高蛋白食物3份（每份指：瘦肉50～100克，或鸡蛋1个，或豆腐100克，或鸡、鸭100克，或鱼、虾100克。其中鸡蛋每周4～5个即可）。

科学饮水

水的硬度与高血压的发生有密切的联系。研究证明，硬水中含有较多的钙、镁离子，如果缺乏，易使血管发生痉挛，最终导致血压升高，因此高血压患者要尽量饮用硬水，如泉水、深井水、天然矿泉水等。

有益于降压的食物

下面我们所介绍的保健食物，应该说既是大众喜爱食用、容易找到的食物，又是对高血压具有某些治疗功效的食物。大致有这么几类：

叶菜类

芹菜、茼蒿、苋菜、韭菜、黄花菜、荠菜、菠菜等；

根茎类

茭白、芦笋、萝卜、胡萝卜、荸荠；

瓜果、水果类

西瓜、冬瓜、西红柿、山楂、柠檬、香蕉、大枣、桑葚；

花、种子、坚果类

菊花、罗布麻、芝麻、豌豆、蚕豆、绿豆、玉米、荞麦、花生、西瓜子、核桃、葵花子、莲子心；

水产类

海带、紫菜、海蜇、海参、海藻、牡蛎、鲍鱼、虾皮、银鱼；

动物类及其他

牛奶（脱脂）、猪胆、蜂蜜、食醋、豆制品、木耳、银耳、香菇。

降血压药粥

①胡萝卜粥：用鲜胡萝卜120克切碎，同粳米100克煮粥食用。

②芹菜粥：连根芹菜90克切碎，同粳米100克煮粥食用。

③大蒜粥：大蒜30克放入沸水中煮1分钟后捞出，再取粳米100克放入煮蒜水中煮成稀粥后，重新放入大蒜再煮一会儿食用。

④荷叶粥：用鲜荷叶一张煎汤代水，同粳米100克煮粥经常食用。

⑤葛根粉粥：用葛根粉30克，粳米100克同煮为粥，作为早餐食用。

降压小偏方

海带炒木耳

【原料】水发木耳250克，水发海带100克，蒜1瓣，葱花少许，调料适量。

【做法】

①将海带、木耳洗净，各切丝备用。

②食用油烧热，爆香蒜、葱花，倒入海带、木耳丝，急速翻炒，加入酱油、精盐、白糖、味精，淋上芝麻油即可。

【功效】安神降压，活血化瘀。适用于高血压。

低血压的快速按摩疗法

低血压是指体循环动脉压低于正常的状态。低血压的诊断尚无统一标准，一般认为成年人肢动脉血压低于90/60mmHg即为低血压。

【按摩部位及取穴】神门、太阳、大陵穴。

【按摩手法】按、压、揉法。

低血压指由于血压降低引起的一系列症状，如头晕和晕厥等。低血压可以分为急性低血压和慢性低血压。平时我们讨论的低血压大多为慢性低血压。据统计，慢性低血压发病率为4％左右，老年人群中可高达10％。

低血压大略可分为原因清楚的二次性低血压、原因不明的本能性低血压及突然站起会感到目眩的直立性低血压三种。

另外，有些人认为酒会使血压升高，完全是没有科学依据的。另外，在饮食方面，应避免酸辣等刺激物。

调理低血压还应该在科学原则的指导下进行。具体方法如下：

床上仰卧，双臂自然放于体侧，闭目，全身放松，排除杂念，吸气时默念"安静"，呼气时默念"放松"，反复2~5分钟。

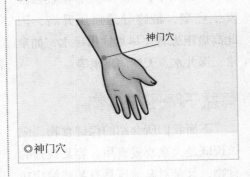

神门穴

◎神门穴

自我按摩方法

步骤	（1）双手十指微屈稍分开，放在头顶，按摩整个头部2~3分钟。 （2）先用两手掌从前额中间向两鬓角按摩30秒钟，再以双手的中指各自在左右鬓角按摩6~8次。 （3）轻闭双眼，用手指从鼻梁根部经过上眼睑按摩到眼外角。重复4~5次。 （4）微抬下巴，左手掌放在右侧颈部，由下颌角经颈部至锁骨推摩8~10次。右手按上法按摩左侧。 （5）拇指放在同侧颈动脉搏动处，轻轻按压5~6秒钟，休息10~15秒，重复做3~4次，然后做另一侧。 （6）两手指放在前额部，向两侧颈部推摩，然后用掌根揉按两侧颈部，重复8~10次。 （7）双手中指点压太阳穴，由轻到重，持续5~6秒钟，重复5~6次。 （8）吸气，同时两手掌用力按压胸廓下部（两肋），然后缓缓从半闭的嘴中呼气。重复4~5次。
按摩法	（1）用拇指用力按压两只手掌心的"心包区"3~5分钟，每日1~3次。 （2）晨起后，取橡皮筋两根在双手中指和无名指第一个关节处各绕几圈，1分钟后取下，每日1~3次。 （3）用拇指按压双手上的神门穴、大陵穴各5分钟，每天3次。

【病症自我保健】

低血压食疗法

莲子蒸红参	莲子15枚，红参片6克，冰糖30克。将莲子洗净，用清水泡发后放碗中，加入红参片和冰糖，加适量水，上笼蒸1小时即可；用法是每日或隔日食1次；此方的功效是补气、壮阳、温中、散寒、益肺、养心。适用于血压偏低、久病气虚、年老体衰、头晕眼花、动则气喘、心悸失眠等症。

续表

江瑶柱红枣鸡肉汤	鸡一只，江瑶柱、红枣、莲子适量，生姜片少许。材料洗干净，江瑶柱要浸软。然后全部放在锅内，加入清水煮沸后加盐即可。这款汤的功效是健脾补血、滋阴养血。适用于过度疲劳、贫血体虚等症。
莲子炖猪肚	莲子50粒，猪肚1个。将莲子去心，猪肚洗净，莲子装入猪肚，缝合后置锅中，加水清炖，熟后放冷。食时切成肚丝，同莲子放入盘中，加芝麻油、精盐、蒜、姜丝、味精等调味即可。用法是佐餐，连续食用1个月。此方的功效是滋阴补肾、健脾和胃。适用于血压偏低、头晕目眩、病后体虚等症。
葡萄酒浸桂圆肉	用红葡萄酒750毫升，桂圆肉120克。将桂圆肉加入葡萄酒中，浸泡半个月后饮用。会饮酒者加入优质低度白酒更好。用法是每晚佐餐，饮25毫升。泡白酒者，每次饮15毫升。饮完后，桂圆渣可食。此方的功效是滋阴补脾、健骨强身、增进食欲、舒筋活血、益气安神。
山参薏米大枣粥	鲜山药200克，太子参20克，薏米50克，大枣15枚。山药洗净，刮皮，切块；薏米淘洗干净，待用；太子参用水冲洗后，用适量清水泡涨；大枣洗净。然后一同入砂锅，加水1000毫升，沸后改小火煮至薏米烂熟即成。用法是佐餐，早晚各1次。此方的功效是补气养血、健脾生津、养肝益肾。适用于低血压、脾胃虚弱、食欲不振、肺虚咳嗽、贫血乏力、精神倦怠等症。
阿胶糯米粥	阿胶30克，紫糯米100克，红糖30克。将紫糯米淘洗干净，锅中加水800毫升，沸后将紫糯米倒入，再沸几滚后，改小火煮粥，直至米烂，再将阿胶和红糖入粥中，继续煮至溶化拌匀即可。用法是每日1次，连服1个月。此方的功效是补血、滋阴、益气、养肝、止血、润燥、调经。适用于妇女及老年低血压、虚弱贫血、头晕目眩、心悸失眠、食欲不振、各种出血、咽干津少等症。

日常注意事项

预防事项	平时养成运动的习惯，均衡饮食，培养开朗的个性，以及保证充足的睡眠。低血压患者，应过规律的生活。 低血压患者入浴时，要小心防范突然起立而晕倒，泡温泉也尽量缩短时间。血管扩张剂、镇静降压药等慎用。 有直立性低血压的人可以穿弹性袜。夜间起床小便或早晨起床之前宜先活动四肢，或伸一下懒腰，这样活动片刻之后再慢慢起床，千万不要一醒来就猛然起床，以预防短暂性大脑缺血。也可以在站立之前，先闭合双眼，颈前屈到最大限度，而后慢慢站立起来，10～15秒钟后再走动，即可达到预防直立性低血压的目的。 晚上睡觉将头部垫高可减轻低血压症状，常淋浴以加速血液循环或以冷水温水交替洗足，加强营养，多食易消化蛋白食物，如鸡蛋、鱼、乳酪、牛奶等，多喝汤以增加盐分的摄入。
保健食品	低血压饮食宜荤素搭配。桂圆、莲子、大枣、桑葚等具有健神补脑之功，宜经常食用，增强体质；由失血及月经过多引起的低血压，应注意进食提供造血原料的食物，如富含蛋白质、铜、铁元素的食物——肝类、鱼类、奶类、蛋类、豆类以及含铁多的蔬菜水果等，有助于纠正贫血。 低血压病人宜选择高钠（食盐每日宜12～15克）、高胆固醇的饮食，如动物脑、肝、蛋黄、奶油、鱼子等，使血容量增加，心排血量也随之增加，动脉紧张度增强，血压随之上升。 忌食生冷及寒凉、破气的食物，如菠菜、萝卜、芹菜、冷饮等。忌吃玉米等降血压食物。

心律失常的快速按摩疗法

心律失常是指心脏收缩的频率和节律失常。正常人安静状态下的心跳次数为每分钟60～100次，当心动次数超出这一范围或出现心动秩序的改变，即属心律失常。

【按摩手法】按、揉、掐、推、点法等。

心律失常的临床表现为期前收缩、窦性心动过速或过缓、阵发性室上性心动过速、房室传导阻滞等，常见症状有心悸、胸闷、头晕、乏力等。心律失常患者应保持愉悦的情志，避免情绪激动；进行适当的锻炼，劳逸结合；禁食刺激性食物，如浓茶、浓咖啡、辣椒等；戒烟戒酒。

对于心律失常不同的按摩手法

手部按摩法

1. 穴位选择

揉按神门、大陵、劳宫、少府、虎口、中泉等穴位。

2. 反射区选配

按摩心、胸、肾上腺、大脑、胸腔呼吸器官、肾、膀胱、输尿管、甲状腺等反射区，尤其是心、胸、肾上腺反射区。

3. 注意事项

在用手部按摩治疗心律失常时，用力要轻，时间相对要短。严重心律失常者更要谨慎细心，注意患者的病情变化。对器质性心律失常者，应查明原因，采取相应的治疗方法。

病人可以根据心律失常的不同临床表现来选择不同的按摩手法。

（1）期前收缩。

用一手拇指和食指按掐住另一手的神门穴，用重掐法进行掐揉，约5分钟后，再按掐另一手的神门穴5分钟；或用一手的拇指指腹按住另一手的内关穴，进行点按揉，约5分钟后，再按另一手的内关穴约5分钟。

对神门、内关穴反复点掐按揉，直至心慌、胸闷等症状消失或明显减轻为止。

（2）阵发性心动过速。

可在颈部喉头软骨旁，用右手触到颈动脉搏动时稳稳地将颈动脉压至后方的颈椎横突，使颈动脉搏动消失。10秒钟后再换左手拇指从外向内同样压左侧颈动脉，使搏动消失10秒钟。若此方法应用得当，常能使心率减慢。需要注意的是不能同时按压双侧颈动脉，按压时间应小于15秒钟。

另外，也可以通过按摩眼球，使迷走神经兴奋，反射性心率减慢。具体方法是患者平卧闭目后用双手中指和无名指由内向外，以适当的压力缓慢地压摩眼球3~5次，一次持续10~20秒钟。

（3）房室传导阻滞。

取心俞、膈俞、至阳、灵台或神道等背部穴位，另加臂部内关穴。如果这些穴位不敏感，可以在其周围去找敏感反应点，然后采用点、揉、按等手法对上述穴位进行刺激，手法由轻到重，每日1次，每次15分钟，10次为1疗程。

【病症自我保健】
心律失常食疗法

心律失常食疗方

西红柿2个，绿豆20克。将绿豆煮烂，用其汤送西红柿，一次吃完。每日2～3次，饭前空腹服用可防治心悸。

大枣30克，粳米100克，冰糖适量。煮至烂熟成粥，加入冰糖，搅拌均匀即可食用，用于心悸症。

莲子30克，粳米50克。加水800毫升，煮粥吃，每日1～2次，用于气短。

心律失常预防保健

自我监测	在心律失常不易被查出时，病人自己最能发现问题。有些心律失常者常有先兆症状，若能及时发现及时采取措施，可减少甚至避免再发。心房颤动的病人往往有先兆征象或称前驱症状，如心悸感，摸脉有"缺脉"增多，此时及早休息并口服一些药物可防患于未然。 有些病人对自己的心律失常治疗摸索出一套自行控制的方法，当发生时用以往的经验能控制心律失常。如阵发性室上性心动过速病人，发作后立即用手刺激咽喉致恶心呕吐，或深呼吸，或压迫眼球可达到刺激迷走神经、减慢心率的目的，也能马上转复。
预防诱发因素	一旦确诊后病人往往紧张、焦虑、忧郁，严重关注，频频求医，迫切要求用药控制心律失常，而完全忽略病因、诱因的防治，常造成喧宾夺主、本末倒置。 常见诱因：吸烟、酗酒、过劳、紧张、激动、暴饮暴食、消化不良、感冒发热、摄入盐过多、血钾低、血镁低等。病人可结合以往发病的实际情况，总结经验，避免可能的诱因，比单纯用药更简便、安全、有效。
稳定的情绪	保持平和稳定的情绪，精神放松，不过度紧张。精神因素中紧张的情绪易诱发心律失常。所以病人要以平和的心态去对待，避免过喜、过悲、过怒。不计较小事，遇事自己能宽慰自己，不看紧张刺激的电视节目、球赛等。

续表

定期检查身体	定期复查心电图，电解质、肝功、甲功等，因为抗心律失常药可影响电解质及脏器功能。用药后应定期复诊及观察用药效果和调整用药剂量。
生活要规律	养成按时作息的习惯，保证睡眠。因为失眠可诱发心律失常。运动要量力而行，不勉强运动或运动过量，不做剧烈及竞赛性活动，可打太极拳。 洗澡水不要太热，洗澡时间不宜过长。养成按时排便的习惯，保持大便通畅。节制性生活。饮食要定时定量，不饮浓茶不吸烟。避免着凉，预防感冒。不从事紧张工作，不从事驾驶员工作。
合理用药	心律失常治疗中强调用药个体化，而有些病人往往愿意接受病友的建议而自行改药、改量。这样做是危险的。病人必须按医生要求服药，并注意观察用药后的反应。有些抗心律失常的药有时会导致心律失常，所以，应尽量少用药，做到合理配伍。

头痛的快速按摩疗法

头痛是临床上常见的症状之一，通常是指局限于头颅上半部，包括眉弓、耳轮上缘和枕外隆突连线以上部位的疼痛。

【按摩部位及取穴】太阳、风池、百会、委中、风门、印堂、合谷穴。

【按摩手法】按、揉、掐、推法等。

头痛之因多端，但不外乎外感和内伤两大类。外感头痛多因起居不慎，感受风、寒、湿、热等外邪，而以风邪为主。内伤头痛与肝、脾、肾三脏关系密切。

因头痛的原因不一，故临床表现各异。

外感风寒头痛：痛连项背，遇风尤剧，且有寒象；

风热头痛：头痛如裂，发热恶风，面红目赤；

风湿头痛：头痛如裹，肢体困

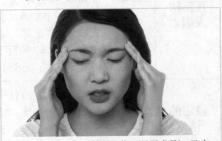

◎外感风寒头痛：痛连项背，遇风尤剧，且有寒象

重，胸闷纳呆；

内伤肝阳头痛：头痛而眩，心烦易怒；

痰浊头痛：头痛昏蒙，脘闷泛恶等；

瘀血头痛：经久不愈，痛如锥刺等。

用不同的手法按摩不同的经络穴位可达各种治疗目的。临床上治疗头痛的原则，大致上外感引起者，当以祛风为主，佐以散寒、清热、祛湿等；内伤引起者较复杂，有虚有实，或虚实夹杂，当根据头痛之时间长短、性质、特点及部位不同，辨别虚实，进行辨证施治。

不同头痛的按摩疗法

风寒头痛	（1）取坐位，家人用拇指指腹按揉其两侧太阳、风池穴各1分钟，按揉百会穴2分钟。 （2）取俯卧位，家人用手掌自上而下推擦两侧膀胱经，重复进行10次；再用拇指指腹按揉两侧肺俞、风门穴各1分钟；最后用弹法弹其下肢委中穴各30次。
风热头痛	（1）取坐位，家人用拇指指腹从印堂穴开始向上沿前额发际至头维、太阳穴往返推揉10次；再用手掌横擦其后项部2分钟，以皮肤微热、微红为度；最后用拇指指端持续按压两手的合谷穴2分钟。 （2）取俯卧位，家人用手掌拍两侧膀胱经，自上而下反复操作3分钟；再用拇指指腹按揉两侧肺俞穴各1分钟，按揉大椎穴2分钟。
风湿头痛	（1）取坐位，家人用拇指指腹按揉大椎穴2分钟，按揉两侧太阳、曲池穴各1分钟；再用拇指、食指对拿两侧肩井穴各1分钟；最后用双手拇指、食指同时揉搓两侧耳郭1分钟。 （2）取仰卧位，家人用掌按法按中脘穴3分钟，以热传双下肢为度。 （3）取俯卧位，家人用拇指指端按压两下肢丰隆、三阴交、阳陵泉穴各2分钟。
肝阳头痛	（1）取坐位，家人用拇指指腹按揉百会穴2分钟。 （2）取仰卧位，家人用拇指指腹按揉两下肢太冲、行间穴各1分钟。 （3）取俯卧位，家人用手小鱼际擦其两足底涌泉穴各2分钟。

续表

痰浊头痛	（1）取坐位，家人用拇指指腹按揉百会穴2分钟。 （2）取仰卧位，家人用掌摩法顺时针、逆时针摩其上腹部各60次。 （3）取俯卧位，家人用拇指指腹按揉其背部两侧脾俞、胃俞及两下肢足三里、丰隆穴各1分钟。
血虚头痛	（1）取坐位，家人用拇指、食指捏拿其印堂处肌肉，一提一松，反复进行30次。 （2）取仰卧位，家人用掌摩法顺时针、逆时针摩其小腹各60次；再用拇指指腹按揉其两下肢足三里、三阴交穴各2分钟。 （3）取俯卧位，家人用指擦法自上而下擦其背部督脉3分钟，以皮肤微红、微热为度。
肾虚头痛	（1）取坐位，家人用拇指指腹按揉百会穴2分钟。 （2）取仰卧位，家人用指摩法摩其小腹气海、关元穴各1分钟。 （3）取俯卧位，家人用拇指指腹按揉其背部两侧肾俞、关元俞及两下肢足三里、三阴交穴各1分钟；再用手小鱼际擦其两足底涌泉穴各2分钟。

【病症自我保健】

头痛食疗法

头痛食疗方

三汁饮 （民间方）	原料：生藕汁100~250毫升，西瓜汁200~250毫升，雪梨汁50~150毫升。 用法：将三汁混合，慢慢饮服。若在冰箱冷藏后服用，效果更佳。
草鱼青香汤 （民间方）	主治：风虚头痛。 原料：草鱼1条，青葱1把，香菜125克。 用法：将草鱼、青葱、香菜同煮食之。 按注：一方单用草鱼或取草鱼头治之也可。
猪脑蒸红糖 （民间方）	主治：脑震荡后遗症之头痛、头昏等。 原料：猪脑1个，红糖30克。 用法：两者同蒸熟后，切块服食。

续表

薄荷糖块 （民间方）	原料：薄荷粉30克（或食用薄荷油5毫升），白糖500克。 用法：将白糖放入锅内加水少许，以文火煎熬至较稠厚时，加入薄荷粉调匀，继续煎熬，至挑起即呈丝状而不粘手时，离火将糖放在涂有食用油的大瓷缸中，待稍冷，将糖分割成100块左右即可，不拘时食用。
羊肉麦片汤	主治：偏头痛。 原料：羊肉1000克，大麦粉1000克，豆粉1000克，草果5克，生姜10克，胡椒、精盐、味精各适量。 用法：先将草果、生姜、羊肉三者加适量清水，用大火煮沸后改用文火将羊肉炖烂，用大麦粉、豆粉加水和面，按常规做成面片，放入羊肉汤内煮熟，加胡椒、精盐、味精调味。正餐食用。
芹菜根炒鸡蛋（民间方）	主治：头风痛。 原料：芹菜根5个，鸡蛋1个。 用法：芹菜根洗净捣烂，炒鸡蛋同食。
桃仁煎	主治：偏头痛。 原料：核桃仁15克，白糖适量。 用法：将核桃仁用水煎，再加适量白糖冲服，每日2次。 按注：一方加黄酒。
山药杞子炖猪脑（民间方）	主治：头痛，眩晕。 原料：猪脑1个，枸杞子10克，山药50克，精盐、味精、料酒各适量。 用法：将猪脑洗净，与山药及枸杞子同放砂锅内加适量水及料酒炖至熟。加入适量的精盐及味精调味服食。
白菜姜糖茶（民间方）	原料：干白菜1块，生姜3片，红糖60克。 用法：上三味加水煎汤，饮服。
葵花子鸡汤	主治：头痛，眩晕。 原料：葵花子适量，母鸡1只。 用法：将葵花子去壳，和母鸡炖汤服用。 按注：一方不用鸡也可。

眩晕的快速按摩疗法

眩晕是指眼花头晕，眩是眼花，晕是头晕，二者常同时并见。现代医学认为，眩晕是人体对空间的定向感觉障碍或平衡感觉障碍，是多种疾病的一种症状，最常见于梅尼埃病、贫血、高血压、动脉硬化、颈椎病、神经症等。

【按摩部位及取穴】百会、风池、天柱、完骨、大敦、至阴、窍阴、足三里、丰隆穴。

【按摩手法】推、按、揉法等。

中医认为，本病虚者居多，如阴虚则肝风内动，血少则脑失所养，气虚则清阳不升，精亏则髓海不足，均易导致眩晕。当然如肝阳上亢化风，痰浊壅遏，或化火上蒙亦可形成眩晕。

眩晕的常见症状是头晕旋转，两目昏黑，泛泛欲吐，甚至昏眩欲仆，如处舟楫之中。

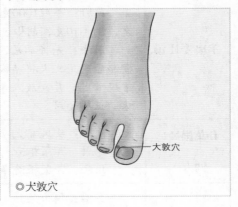

————大敦穴

◎大敦穴

眩晕快速按摩疗法

头部按摩	有效穴位：百会、风池、天柱、完骨等穴，以及神门、交感、枕、心、太阳等穴。 按摩手法： （1）双手指按压头顶的百会穴30～50次，力度轻缓，此穴对眩晕所产生的不适症状很有效果。 （2）揉按天柱、风池、完骨穴各10～30次，力度以酸痛为宜，风池穴对眩晕很有疗效。 （3）棒推神门、交感、枕、太阳、心等各穴3分钟，频率为每分钟75次，力度轻重兼施，以轻柔为宜。
足部按摩	有效穴位：大敦、至阴、窍阴、足三里、丰隆等穴。 按摩手法： （1）大敦、窍阴、至阴穴各掐按5～10次，力度适中。 （2）足三里、丰隆穴各按揉10～30次。 有效反射区：垂体、大脑、眼、肝、肾、肾上腺等。 按摩手法：扣拳各推压30～50次，以力度适中为宜。

续表

手部按摩	有效穴位：曲池、手三里、合谷、劳宫等穴。 按摩手法：按揉以上穴位30~50次，力度稍重。

除了按摩治疗外，患者应在生活中多加注意，要保持心情舒畅，避免劳累过度，注意饮食营养。

【病症自我保健】
眩晕症食疗法

眩晕症食疗方

芝麻	性平，味甘，能补肝肾、润五脏。《本经》中提到，芝麻能"补五内，益气力，填脑髓"。《食疗本草》亦载："润五脏，填骨髓，补虚气。"现代《中药大辞典》记载："黑芝麻治肝肾不足，虚风眩晕。"对眩晕属虚者，无论是肝肾不足的眩晕，还是气血亏损的眩晕，皆宜食用芝麻。
桑葚	既能补肝肾，又能益气血，虚证眩晕者宜常食之。尤其是对用脑过度、神经衰弱的眩晕症患者，更为适宜。历代医家对桑葚补肝肾之功，颇多赞誉。《滇南本草》中说："桑葚益肾脏而固精，久服黑发明目。"《随息居饮食谱》亦云："桑葚滋肝肾，充血液，熄虚风，清虚火。"这里所说"熄虚风"，正是指肾精亏损和气血不足的眩晕症。
胡桃	体质虚弱、气血不足、肝肾亏损的慢性眩晕症患者，宜常吃胡桃肉。《本草纲目》记载："胡桃补气养血。"《医林纂要》说它"补肾固精"。所以，肾虚眩晕者更为适宜。
淡菜	有补肝肾、益精血的功效，对虚证眩晕尤为适宜。老年头晕、阴虚阳亢者，民间常用淡菜300克，焙干研细末，再用陈皮150克，共研，蜂蜜拌和做成小豆大小丸子，每次吃3~6克，1日2次。高血压耳鸣眩晕者，用淡菜15克，焙干研细末，松花蛋1个，蘸淡菜末，每晚1次吃完，连吃5~7天。
旱芹	俗称香芹、药芹。性凉，味甘、苦，有平肝清热、祛风利湿的作用，对非旋转性眩晕，尤其是高血压眩晕者，最为适宜。如《本草推陈》载："治肝阳头昏，面红目赤，头重脚轻，步行飘摇等症。"也就是说，根据中医辨证，旱芹适合肝阳上亢型眩晕者食用。

续表

猪脑	虚证眩晕患者最宜食用。《别录》载:"猪脑主风眩、脑鸣。"《四川中药志》认为猪脑"补骨髓,益虚劳,治神经衰弱,偏正头风及老人头眩"。其中还载有一方,"治老人头眩耳鸣:猪脑髓,明天麻,枸杞子,共蒸汤服"。猪脑补虚,不单老人,凡男女小儿属虚弱眩晕者,均宜服食。民间常用猪脑1个,用冷开水洗去血,水煎30分钟,全部吃下,每日1个,连食7天为1疗程。
海蜇	有清热、化痰作用,适合淡浊中阻所致的眩晕和肝阳上亢眩晕患者食用。对高血压头昏脑涨眩晕者,宜用海蜇60~90克,漂洗去咸味,同荸荠等量煮汤服食。
白菊花	性凉,味甘、苦,能疏风、清热、平肝。《神农本草经》早有记载:"主诸风头眩。"《药性论》中亦说:"能治热头风旋倒地。"民间对高血压头昏,或肝阳上扰的眩晕症患者,常用白菊花三五朵,泡茶频饮。
松花粉	有祛风、益气的作用,可治疗眩晕病。《元和纪用经》中有一松花酒方,是医治"风眩头晕"的,就是单用松花粉适量,绢袋盛,酒浸7~10天,每次饭后饮服少量。
松子仁	有养液、熄风的功效,体虚眩晕者宜食。《海药本草》云:松子仁"主诸风"。《开宝本草》亦载:"主头眩。"虚弱眩晕者宜用松子仁同胡桃仁等量,捣研和匀后空腹食用。
枸杞子	性平,味甘,能补肝肾、明耳目,适合肾精亏损眩晕者食用。《本草述》就有记载:"枸杞子疗肝风血虚,治中风眩晕。"对血虚眩晕或肾虚眩晕,民间习惯选用枸杞子30克、羊脑1个,加清水适量,隔水炖熟,调味服食。也有用枸杞子30克、大枣10枚、鸡蛋1个,同煮,鸡蛋熟后去壳再煮15分钟,吃蛋喝汤,对眩晕患者颇宜。
天麻	俗称水洋芋、赤箭芝。性平,味甘、辛,善治各种眩晕症。古代医家张元素说它"治风虚眩晕头痛"。《本草汇言》亦载:"主头风,头晕虚眩。"明代李时珍还说:"眼黑头眩,风虚内作,非天麻不能治。"由于天麻有平肝熄风的作用,所以对眩晕、目花发黑、天旋地转、面色通红、头重脚轻等肝阳上亢和风痰上扰引起的眩晕症,最为适宜。对虚证眩晕,民间常用天麻同老母鸡,或瘦猪肉煨食,亦颇适宜。

续表

何首乌	有补肝肾和养血的作用,肾虚血虚、头晕目眩、腰膝酸软、面色萎黄者,宜用何首乌粉经常调服。亦可用何首乌粉和山药粉一同食用。
紫河车	大补元气、养血益精,凡体质虚弱、气血不足,或贫血,或白细胞减少所致的眩晕症,最为适宜。对肝肾不足、神经衰弱的眩晕症,也十分有益。
人参	有大补元气,治疗一切虚损的功效。对气血不足的眩晕症患者,最为适宜。《本草纲目》中就曾记载:"人参治男女一切虚症,……眩晕头痛。"但对肝阳上扰的眩晕,或是肝肾阴虚的眩晕,则不相宜。
龙眼肉	有补气血、益心脾的作用,气血不足的眩晕症,宜食之;贫血及神经衰弱的眩晕患者,亦颇适宜。痰浊眩晕及肝火眩晕者忌食。
牛肉	是一种高蛋白低脂肪食品,中医认为它有补脾胃、益气血的作用。《韩氏医通》指出:"黄牛肉补气,与绵黄芪同功。"《医林纂要》中还说:"牛肉味甘,专补脾土,脾胃者,后天气血之本,补此则无不补矣。"气血不足眩晕之人,常食颇宜。
牛肚	为甘温益气之品。能补虚、益脾胃,气血两虚型眩晕者,宜常食之。《食疗本草》中曾记载,牛肚"补五脏,主风眩",实指气血不足眩晕症而言。
狗肉	有补中益气、温肾助阳的作用,唐代食医孟诜说它"补血脉,填精髓"。《日华子本草》也认为狗肉"补虚劳,益气力"。凡身体虚弱的眩晕症,皆宜食之。
萝卜	有化痰热、消积滞的作用。《本草经疏》还说它"去痰癖,化痰消导"。痰浊中阻眩晕者,食之则宜。
海参	能补肾、益精、养血。《食物宜忌》中就说它"补肾经,益精髓",《随息居饮食谱》亦称其"滋阴,补血",凡体虚年迈之人,无论是气血不足眩晕,还是肾精亏损眩晕,皆宜经常服食。
鳙鱼	俗称黑鲢、花鲢,能补虚弱、暖脾胃。《本草求原》中还说:"暖胃,去头眩,益脑髓。"因此,凡体虚眩晕者,宜食之。

续表

荸荠	性寒，味甘，有清热、化痰的作用。《本草再新》也说它"清心降火，补肺凉肝，消食化痰"。对实证眩晕，尤其是肝阳上亢眩晕及痰浊中阻眩晕者，食之尤宜。
阿胶	性平，味甘，有补血养血的功效。元代医家朱丹溪认为："虚劳失血者宜用。"凡贫血之人头晕目眩者，用阿胶与大枣或龙眼肉一同蒸食，更为适宜。
橘饼	能化痰、宽中、下气，痰浊中阻眩晕之人宜食之。另外，橘皮、橘红、橘络皆有化痰利气的作用，痰湿偏重之人眩晕者，食之皆宜。
金橘	能理气、解郁、化痰。《随息居饮食谱》说它"醒脾，辟秽，化痰"。《中国药植图鉴》还说"治胸脘痞闷作痛，心悸亢进"。痰浊中阻眩晕症者，食之为宜。
荷叶	能清暑利湿、升发清阳。《医林纂要》中记载："荷叶，多入肝分，平热，去湿，以行清气。"《滇南本草》还说它"上清头目之风热，止眩晕。"高血压、高脂血症引起的眩晕者，或是夏季炎热中暑头昏眩晕者，食之颇宜。
发菜	俗称竹筒菜、龙须菜。性寒，能清热、软坚、化痰，痰浊中阻眩晕症者，或高血压之肝阳上亢的眩晕症者，尤宜食之。
灵芝	《神农本草经》中记载："灵芝保神，益精气，坚筋骨。"《本草纲目》说它能"疗虚劳"。后人多认为灵芝益心气，补精气，并常用于治神经衰弱。因此，凡体虚引起的眩晕者，皆宜食之。
马兰头	性凉，能凉血、清热、利湿。高血压之人头痛眩晕者，中医辨证属肝阳上亢眩晕症者，食之颇宜，有平肝凉血的效果。
白首乌	主产山东，又称山东何首乌。性微温，味苦、甘、涩，无毒，有滋养、强壮、补血以及收敛精气、乌须黑发的作用。据《山东中药》介绍："泰山何首乌对某些虚弱病者的强壮作用，较之蓼科的何首乌为优。"因此，气血不足眩晕和肾精亏损眩晕者，常食为宜。

续表

决明子	能清肝热。《湖南药物志》中说它能"治昏眩"。尤其是对肝阳上亢眩晕者，包括高血压、高脂血症所引起的昏眩，最为适宜。民间也常用以炒黄，水煎代茶饮。
鱼鳔	又称鱼胶、鱼肚。有补肾益精和滋补强壮的作用，肾虚眩晕和产后血晕以及脑震荡后遗症的头昏眩晕者，食之最宜。如《常见药用动物》中亦载："脑震荡后遗症出现的头晕耳鸣：制鱼鳔25克（豆油炸），白菊花15克，蔓荆子15克，水煎服，日服2次。"
菊花脑	性凉，有清热凉血的作用，也能降血压。尤其是在春夏季节，血压偏高、肝火偏旺的眩晕者，食之尤宜。既可炒食，又可煎汤食用。

此外，虚证眩晕者还宜选食银耳、蜂王浆、燕窝、猪心、猪肾、乌鸡、乌贼鱼、牡蛎肉、蚌肉、大枣、山药、荠菜、牛奶以及禽蛋类、鱼类、瘦肉类、豆制品类、食用菌类等；实证眩晕者还宜选食丝瓜、冬瓜、瓠瓜、黄瓜、莴苣、绿豆芽、金针菜、空心菜、茭白、槐花等。

胸闷的快速按摩疗法

胸闷是一种主观感觉，即呼吸费力或气不够用。轻者若无其事，重者则觉得难受，似乎被石头压住胸腔，甚至发生呼吸困难。它可能是身体器官的功能性表现，也可能是人体发生疾病的最早症状之一

【按摩手法】刮、按、揉法等。

胸闷表现为，患者主观上感觉气不够用或者是呼吸比较费力，严重的患者觉得有重物压住胸腔。胸闷可能是疾病的早期症状之一，也可能是身体器官的功能性表现，如果出现了胸闷的症状，需要及时去医院检查，确定胸闷的原因。

胸闷是一种自觉胸部闷胀及呼吸不畅的感觉，轻者可能是神经性的，即心脏、肺的功能失去调节引起的。

不同类型胸闷的症状表现

病理性胸闷	病理性胸闷也称有器质性病变的胸闷。胸闷不仅可以是生理性的，也可以是由身体内某些器官发生疾病而引起的，如呼吸道受阻：气管支气管内长肿瘤、气管狭窄等。
功能性胸闷	胸闷患者在门窗密闭、空气不流通的房间内逗留较长时间，或遇到某些不愉快的事情，甚至与别人发生口角、争执，或处于气压偏低的气候中，往往会产生胸闷、疲劳的感觉。经过短时间的休息、开窗通风或到室外呼吸新鲜空气、思想放松、调节情绪，很快就能恢复正常。像这一类的胸闷是功能性的胸闷，不必紧张，也不必治疗。

平时如果感到心慌胸闷，可以试着按按内关穴。

内关穴是心脏的保健要穴，能够宁心安神、理气止痛，属手厥阴心包经。中医里面的心包位于心脏外面，形象地将其比喻为心的围墙。当有外界邪气侵犯心脏时，心包能替心受邪。尤其老年人是心血管病的高发人群，经常按一按内关穴能起到很好的保健作用。

胸闷的穴位按摩疗法

内关穴位置	在前臂掌侧，腕横纹上2寸，掌上肌腱与桡侧腕屈肌腱之间。
按摩手法	按揉内关穴力道要适当，不可太强，以酸胀为佳；以左手拇指指腹按右手内关，以右手拇指指腹按左手内关，交替进行，平时可以边走边按，也可以在工作之余进行按揉，按揉2~3分钟就可以了。
注意事项	如果时间比较充裕，场所也合适，最好再加按足三里穴，也可以揉前胸、后背，这些都能够起到疏通经络、预防保健的作用。

胸闷的其他按摩方法

腰部按摩法	（1）揉腰眼：双手握拳，用拇指指掌关节紧按腰眼，做旋转用力按揉，以酸胀发热为度。 （2）擦腰：双手掌根紧按腰部，用力上下擦动，动作要快速有力，以发热为度。 （3）腰部活动：腰部前俯后仰，并做旋转运动。 （4）拔腰：双手十指交叉外翻，用力上举，拔伸腰部。此法具有壮腰健肾之功效，利于腰身挺拔。
宽胸理气按摩法	（1）按揉胸部：以一手中指指腹沿锁骨下肋间间隙，由内向外，由上而下，适当用力按揉，以酸胀为度。 （2）拿胸肌：一手拇指紧贴胸前，食指和中指紧贴腋下相对用力提拿，一吸一呼，一提一拿，慢慢由里向外松之，10次左右。 （3）拍胸：五指轻轻并拢，用虚掌拍击胸部（在拍击时勿屏气），10次左右。 （4）擦胸：一手大鱼际紧贴胸部，往返用力擦，防止破皮，以发热为度。 （5）擦胁：以双手的小鱼际同时来回斜擦双侧胁肋部，以发热为度。 （6）点按膻中穴。
眼部按摩法	（1）揉攒竹：以双手拇指指腹分别按压攒竹穴并轻揉之，以有酸胀感为度。 （2）按睛明：以右手拇指和食指的指腹按在目内眦的上方凹陷处。先向下按，然后再向上挤，一按一挤，反复进行。以有酸胀感为度。 （3）按揉四白：以双手食指指腹分别按在目下四白穴，以有酸胀感为度。 （4）刮眼眶：双手食指屈成弓状，以第二指节的桡侧面紧贴上眼眶，自内向外，先刮上眼眶，后刮下眼眶。重复进行，以酸胀为宜。 （5）揉按太阳：以中指指腹按揉太阳穴。 以上方法具有保护视力、缓解视力疲劳的作用。

胸闷食疗法

鲜百合、鲜藕、枇杷（去核）各30克，淀粉、白糖各适量。将鲜藕洗净切片，与鲜百合、枇杷肉一起放入锅内共煮，待熟时放入适量淀粉调匀，服时加白糖即可。

百合能补中润肺、镇静止咳；枇杷可润燥清肺、止咳降逆；莲藕则有补心生血、健脾养胃之功效。

此粥对肺水肿伴咳嗽、胸闷、气急、心累、食欲下降等症状有一定缓解作用。

胸闷的预防

预防感冒，及时防治各种呼吸系统疾病，如反复感冒，可定期注射丙种球蛋白，并适当备一些补养肺脏的中药，以提高机体的抗病能力。

在风和日暖的天气，要外出晒太阳、散步、做一些力所能及的体育活动，可增强肺脏功能，最好每天能坚持30分钟的呼吸锻炼和深呼吸运动，这样既可促进支气管的通气功能，又可增强肺泡的弹性和血液供给。

注意卫生、合理营养、戒烟、避免停留在尘埃多的地方，并避免接触对气管和支气管有刺激作用的烟气、毒气等。

感冒的快速按摩疗法

感冒是一种自愈性疾病，总体上分为普通感冒和流行感冒。普通感冒在中医上又称为"伤风"，是由病毒引起的一种呼吸道常见病，其中30%～50%是由某种血清型的鼻病毒引起的。

【按摩部位及取穴】印堂、迎香、攒竹、百会穴。

【按摩手法】掐、按、揉、拿、捏法等。

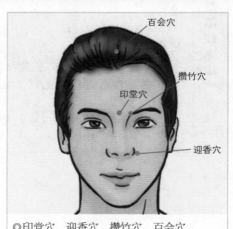

◎印堂穴、迎香穴、攒竹穴、百会穴

普通感冒虽多发于初冬，但任何季节，如春天、夏天也可发生，不同季节的感冒的致病病毒并非完全一样。

流行性感冒是由流感病毒引起的急性呼吸道传染病。病毒存在于病人的呼吸道中，在病人咳嗽、打喷嚏时经飞沫传染给别人。

人们感冒后，喜欢打针吃药甚至静脉点滴。虽然治疗感冒的药物名目繁多，但仍没有特效药，难以"药到病除"。比较起来，针对感冒的按摩手法较为实用有效、简便易行，既可自己操作又可替他人治疗。

感冒的穴位按摩疗法

擦迎香	早晨起床或晚上睡觉前，用双手大鱼际在鼻翼两旁的迎香穴处反复擦动200次。
擦涌泉	取坐位，用小鱼际在脚心的涌泉穴摩擦1分钟。
摩百会	取坐位，用掌心盖在头顶中央的百会穴上，慢慢摩动2分钟左右。

感冒的其它按摩方法

搓手	用温水洗净双手，合掌对搓，上下交替，每次1～2分钟，直至发红、发热为止，注意力着眼于大鱼际部位，因手部太阴肺经循行于此，常搓能宣肺解表，增强呼吸系统功能。
捏脊	用双手拇指和食指拿捏脊柱两旁（夹脊穴）部位，自下而上，3～5遍。捏脊有退热补虚、祛风解表、宣肺利气等功效，可治咳嗽、气喘、胸闷、咽痛、发热及周身酸痛等症。
掐头	先用单手拇指掐按两眉间（印堂穴），然后用拇指、食指按揉眉端（攒竹穴），再用双手拇指掐按两侧（太阳穴）各2～3分钟，最后按揉头顶部（百会穴）20～30次，可减轻、消除头痛症状。
摩脚	用一只脚的脚底摩擦另一只脚的脚背30～50次，直至有温热感，然后互换。摩脚有泄热降火、醒脑安神、通全身血脉的功效。若患风寒感冒，用热水持续烫脚直至周身出汗，对风寒头痛等症疗效十分显著。

续表

揉鼻	以双手食指揉按鼻翼两侧凹陷处(迎香穴),并做旋转动作20～30次,有散风清热、通利肺窍的作用,并可消除鼻塞。如果蘸上葱姜汁揉按,对风寒鼻塞效果更佳。如果鼻塞症状严重,可辅以稀释的食醋滴鼻,每日3～4次,每次2～3滴,疗效显著。
浴面	取坐位或仰卧位,用掌根在面部上下擦动100次。

【病症自我保健】

感冒的食疗法与预防

风寒感冒的食疗	宜多吃发汗散寒食物,如辣椒、葱、生姜、大蒜、豆腐、鲜生姜加红糖水等。鸡汤能帮助人驱走流感,喝鸡汤有助于将病毒排出体外。鸡汤中含有人体所需的多种氨基酸,可以有效地增强人体的抵抗能力,感冒时喝鸡汤适于身体很虚弱的人,而本来非常结实以及过于肥胖的人不宜进食带温补性质的鸡汤等食物,否则病情可能会加重。
风热感冒的食疗	宜多吃有助于散风热、清热的食物,如绿豆、萝卜、白菜、白菜根、薄荷、茶叶等,可以用鲜梨汁与大米适量煮粥趁热食用。感冒期间应尽量少吃或不吃高脂肪、高蛋白及辛辣刺激的食物,不要喝酒类饮料,否则容易导致病情加重。梨在中医上属于寒凉性质的食物,适用于风热感冒引起的咳嗽、胸痛、痰多等症状。
胃肠型感冒的食疗	菊花、龙井茶,绿豆加红糖代茶饮。同时多吃富含钙、锌元素及维生素的蔬菜、水果,如萝卜、梨、猕猴桃及各种蘑菇,均能缓解感冒症状。 感冒后应该多喝开水,因为足量的水分能稀释血液中的毒素,加速代谢物的排泄,从而减轻感冒的症状,缩短病程。
表里两感型的食疗	饮食宜清淡不油腻,既满足营养的需要,又能增进食欲。如多喝小米粥、小豆粥等。还要保证水分的供给,可多喝酸性果汁,如山楂汁、猕猴桃汁、大枣汁,以增进食欲。醋、柠檬汁、乌梅干等酸味食物也有明显的增进食欲的作用。

影响感冒早愈的原因

未按规定服药	有的人患感冒后也及时服药，但症状刚轻了一点儿就停服，实际上感冒还未根除，如果症状加重再去服药，则会使感冒反复不愈，拖长病程。治疗感冒要连续用药，一鼓作气，斩草除根。
未及时治疗	不少人认为感冒是小毛病，扛扛就过去了，往往拖上两三天严重后才采取治疗措施，这样就不易早愈。实践证明，对付感冒，治疗越早则效果越好，好得也越快。
用药不得法	感冒是病毒感染，可用抗病毒的中西药物。另外，可根据病人症状，再给予对症药物治疗。
诱发其他疾病	有些病人原来就患有慢性气管炎、支气管扩张、肺气肿、咽喉炎、副鼻窦炎等，感冒后往往诱发原有疾病，这样就要同时治疗原有疾病，才能使感冒病程缩短，早日痊愈。
不习惯局部用药	感冒拖延不愈，最多见的继发感染是化脓性鼻炎。这时感冒病人鼻涕变厚或流黄脓涕，最好的办法是局部使用抗菌剂滴鼻。如仍服药，而不加以局部治疗，效果就差。
不注意劳逸结合	有时不注意休息，降低了身体的抵抗力，也可导致感冒久治不愈。

咳嗽的快速按摩疗法

咳嗽是人体清除呼吸道内的分泌物或异物的保护性呼吸反射动作，是肺系统疾病的主要症状之一。有声无痰为咳，有痰无声为嗽，因一般多以痰声并见，所以称为咳嗽。

【按摩部位及取穴】孔最、膻中、大杼、风门、肺俞、肾俞、天突穴。

【按摩手法】点、按、推、捏、揉、搓法等。

咳嗽虽然对人体有有利的一面，但长期剧烈咳嗽可导致呼吸道出血。病人需要正确区分一般咳嗽和咳嗽变异性哮喘，以免误诊。

咳嗽是由于"皮毛先受邪气"所致，外邪犯肺或脏腑功能失调，病及于肺，均能导致咳嗽。咳嗽分为外感、内伤两大类。

外感咳嗽：六淫外邪，侵袭肺系，多因肺的卫外功能减退或失调，或天气冷热失常，六淫外邪或从口鼻而入，或从皮毛而受，常以风先导，夹有寒、热、燥等邪，以风夹寒较为多见。

内伤咳嗽：因脏腑功能失调，内邪肝肺所致。如因情志刺激，肝失调达，气郁化火，气火循经上逆犯肺，或饮食不当，嗜烟好酒，熏灼肺胃，

或过食肥厚辛辣。或脾失健运，痰浊内生，上干于肺而咳。或肺脏自病，肺脏虚弱，阴伤气耗，肺的气功能失常，肃降无权而气逆为咳。

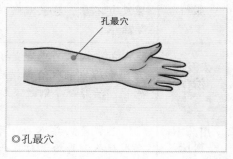

◎孔最穴

咳嗽的不同类型

风寒袭肺	主证：咳嗽声重，气急，咽痒，咳痰稀薄色白，常伴鼻塞，流清涕，头痛，肢体酸痛，恶寒发热，无汗等表证。 分析：风寒袭肺。肺气壅塞不得宣通，故咳而声重，气急；风寒上受，肺窍不利，则鼻塞流涕，咽喉作痒；寒邪郁肺，气不布津。凝聚为痰，故咳痰稀薄色白；风寒外来肌腠，故伴有头痛身重、寒热无汗等表寒证。舌苔薄白，脉浮或浮紧，为风寒之表证。
风热犯肺	主证：咳嗽频剧，气粗或咳声哑，喉燥咽痛，咳痰不爽，痰黏稠或稠黄，咳时汗出，常伴鼻流黄涕、口渴、头痛、身热等表证，舌苔薄黄，脉浮数或浮滑。 分析：风热犯肺，肺失清肃而咳嗽气粗，或咳声哑；肺热伤津则口渴，咽燥咽痛，肺热内郁，蒸液成痰，故痰吐不爽，黏稠色黄，鼻流黄涕；风热犯表，卫表不和而见出汗等表证、热证。苔薄黄，脉浮数皆数风热在表之征。
痰湿咳嗽	由于脾阳不振，痰湿内盛，症见咳嗽痰多，咳痰白黏，咳声重浊，胸闷气滞，比较重的出现眼睑浮肿、呼吸不畅、饮食少、口里发黏、舌苔白腻、脉濡滑。
虚劳咳嗽	肺脾气虚的，咳嗽痰多而稀薄，吐白沫，呼吸气短，面黄，疲倦嗜睡，怕冷，消化不好，有时心跳速，舌淡白，脉沉缓。肺肾阴虚者，久咳不愈，声音发哑，痰黏或脓痰带血，喉咙干痛，潮热，盗汗，睡眠不好。舌红没有苔，脉数细。

续表

燥热咳嗽	由于燥邪伤肺，肺阳耗伤，症见咳嗽痰少，或干咳无痰，或痰黏咳不出来，有时咳吐的痰液里带有血丝，咳嗽厉害时胸部疼痛。面色发红，心里发烦，鼻孔和喉咙都觉得干燥，嘴唇发焦。大便秘结，小便少发黄。舌尖红，舌苔薄黄，脉数大。

治疗咳嗽应区分咳嗽类型，西药、中药皆可，另外，通过对身体一些穴位的按摩可以较好地辅助治疗咳嗽。

急、慢性咳嗽自我按摩方法

点按腧穴	选肺俞、风门、太渊、尺泽穴，用拇指指腹置于风门穴，先叩点10~20次，然后按揉1~2分钟；用中指指尖叩击肺俞穴10~20次，然后按揉1~2分钟，太渊、尺泽穴用按揉的方法分别按1~2分钟，每日1次。 若外感风寒咳嗽加外关、列缺穴，按揉1分钟；外感风热咳嗽加曲池、合谷穴，按揉1分钟。内伤咳嗽，痰湿蕴肺者加脾俞、丰隆、足三里穴，分别按揉半分钟；内伤咳嗽肝火犯肺者加太冲、行间、经渠穴，分别按揉半分钟。
捏天突	将食指、中指、无名指并拢与拇指相对应，捏于天突穴部位的皮肤及皮下组织，由天突向廉泉穴循序挤压，要均匀而有节律，一般10~20遍，以局部发红为度。
推胸骨	用两手指尖放在胸骨上从下至上，从上至下竖立着做回旋形动作进行推摩10~20遍。然后，在胸骨上顺时针方向由上而下揉按1~2分钟。
揉搓胸胁	右手掌放在胸腔下部边缘，朝左臂方向做直线形揉搓，逐步向上移动抵达锁骨，重复3~5次。然后用右手掌根在同样部位揉捏并做圆圈形推摩，重复3~5遍。女性按摩时绕过乳房。另一侧用同样方法操作。

咳嗽的穴位按摩疗法

配穴	孔最、膻中、大杼、风门、肺俞、肾俞、天突穴及膀胱经。

续表

治法	（1）拇指点按孔最、膻中穴3～5分钟。双拇指同时揉按大杼、风门、肺俞、肾俞穴各2分钟，点按天突穴2分钟。 （2）从大椎穴两侧沿膀胱经，用掌推法各推10～15次。根据病情，可每日或隔日推拿1次。

【病症自我保健】

咳嗽食疗法

因为咳嗽有外感咳嗽和内伤咳嗽之分，而外感咳嗽又分风寒咳嗽和风热咳嗽，不同类型的咳嗽在用药上是完全不同的，食疗的方法也不同。

风寒咳嗽可用杏仁10克、生姜3片、白萝卜100克，用水煎服。

风热咳嗽可用藕汁、梨汁各半盅合服。

痰热咳嗽不妨用新鲜熟木瓜1个，去皮蒸熟，加少量蜂蜜食用。

痰湿咳嗽用薏米煮粥，有助于治疗咳嗽和喉中痰声；或用橘皮30克煎取浓汁，去渣，然后加入粳米50～100克煮粥。

肺气虚久咳或阴虚久咳，用柚核20多粒，加冰糖、水煎服，一日3次，对久咳有利。也可用百合30克加蜂蜜蒸熟吃，有利于久咳和口干。

咳嗽食疗方

止咳食疗方	白果鸡肉粥 原料：白果、鸡脯肉、干虾仁、大米粥、姜丝、葱花，调料各适量。 做法：将鸡脯肉剁细成鸡肉糜，加生抽、花生油、料酒、胡椒粉、姜丝拌匀，腌好备用；煮一锅白粥，煲粥时可放入干虾仁，待粥快成时加入白果继续煮10分钟，再放入鸡肉糜煮熟，起锅加适量盐、芝麻油，撒上葱花即可。 功效：鲜美营养，止咳平喘。白果可润肺益气，宜熟食，不宜长期服用。 对于小儿咳嗽，家长可以观察孩子的舌苔。如果舌苔是白的，则是风寒咳嗽，说明孩子寒重，咳嗽的痰也较稀、白黏，并兼有鼻塞流涕的症状，这时应吃一些温热、化痰止咳的食物；如果孩子的舌苔是黄、红的，则是风热咳嗽，说明孩子内热较大，咳嗽的痰黄稠、不易咳出，并伴有咽痛，这时应吃一些清肺、化痰止咳的食物。

续表

风寒咳嗽食疗方	**1.生姜+红糖+大蒜** 孩子患了风寒感冒，喝温热的生姜红糖水能起到很好的治疗作用。如果孩子同时还伴有咳嗽，可在生姜红糖水里再加2～3瓣大蒜一起煮，要用小火煮10分钟，把蒜的辣味煮掉，这样孩子才肯喝。 **2.蒸大蒜水** 取大蒜2～3瓣，拍碎，放入碗中，加入半碗水，放入1粒冰糖，把碗加盖放入锅中蒸，大火烧开后改用小火蒸15分钟即可。当碗里的蒜水温热时喂给孩子喝，大蒜可以不吃。一般一天2～3次，一次小半碗。大蒜性温，入脾胃、肺经，治疗寒性咳嗽、肾虚咳嗽效果非常好，而且方便简单。 **3.烤橘子** 将橘子直接放在小火上烤，并不断翻动，烤到橘皮发黑，并从橘子里冒出热气即可。待橘子稍凉一会儿，剥去橘皮，让孩子吃温热的橘瓣。如果是大橘子，孩子一次吃2～3瓣就可以了，如果是小贡橘，孩子一次可以吃1个。最好配合大蒜水一起吃，一天2～3次。橘子性温，有化痰止咳的作用。吃了烤橘子后痰液的量会明显减少，镇咳作用非常明显。
风热咳嗽食疗方	**1.梨+冰糖+川贝** 把梨柄部横断切开，挖去核后放入2～3粒冰糖、适量川贝（川贝要敲成末），把梨拼好放入碗里，上锅蒸30分钟左右即可，分两次给孩子吃。此方有润肺、止咳、化痰的作用。因为现在的孩子普遍贪凉，热了就吹空调，一年四季都在吃寒凉的水果，所以现在患风热咳嗽的孩子明显减少。 **2.煮萝卜水** 白萝卜洗净，切4～5薄片，放入小锅内，加大半碗水，放火上烧开后，再改用小火煮5分钟即可。等水稍凉后再给孩子喝，此方治疗风热咳嗽、鼻干咽燥、干咳少痰的效果是不错的，2岁以内的孩子效果更好。 孩子患风热咳嗽时，还可以给他吃冬瓜煨汤、炒丝瓜、炒藕片、炒苦瓜，这同样能起到消内热、祛火、止咳的作用。辛辣、容易上火的食物禁止食用，如羊肉、狗肉、乌鸡、鱼、虾、大枣、桂圆、荔枝、核桃仁、辣椒、樱桃、蚕蛹。

续表

	内伤咳嗽指长期的、反复发作的慢性咳嗽。或是因感冒发热引起的咳嗽，虽然感冒发热的症状已消失，但咳嗽却一直不好。 反复咳嗽的孩子由于使用消炎药和止咳药较多，胃口较差、没有食欲，舌苔几乎是白苔。因此父母首先要调理孩子的脾胃，提高孩子的身体素质。具体食疗法如下： 1.山药粥 把山药去皮，切成小块放入粉碎机内，再加半碗水，将山药加工成糊状。然后倒入锅中，放火上，同时要不停地搅拌，烧开即可。孩子最好在空腹时食用，一碗山药粥可以分2~3次喂给孩子。山药健脾胃、补肺气、益肾精。需要注意的是，山药煮的时间不宜过久，否则其中所含的淀粉酶就会分解，丧失滋补功效。 2.大枣+白果 此方适合2岁以上的孩子食用。取大枣3枚、白果3枚放入小锅中，加上大半碗水，中火烧10分钟即可。每晚临睡前给孩子服用。大枣性温、益气补气，健脾胃；白果性平，敛肺气，定咳喘，并有固肾的作用，所以对一些久咳不愈、反复感冒、咳嗽、发热的患儿很有效果，同时它还可以治疗遗尿症。 需要注意的是，大枣和白果的量一定要掌握好，只限于3枚，量多了会导致孩子上火、气滞。 3.核桃+芝麻+大枣+蜂蜜 核桃仁250克，黑芝麻100克，大枣250克，把它们碾碎后放入大碗中搅拌均匀，再放入1勺蜂蜜、3勺水（由于蜂蜜难搅拌均匀，所以可先将蜂蜜和水在火上加热）。大碗加盖，放入大锅中蒸，大火烧开后改用小火蒸40分钟即可。每天早晚给孩子吃1勺。 此方最适合儿童服用，不但能治小儿久咳、支气管炎、哮喘，而且对小儿的便秘也有非常好的效果。长期食用此方，能增强孩子的体质。
内伤咳嗽食疗方	

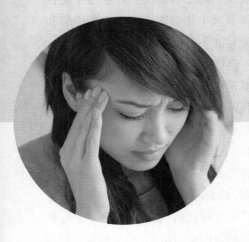

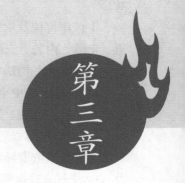

第三章

内科常见病的
自我按摩疗法

●一些内科疾病，如高脂血症、贫血、痛风等已经变得很常见。人们也时常被这些疾病所困扰，只好去医院诊治。其实，除了去医院治疗、药物治疗之外，自我按摩也是一种很好的辅助治疗方法。而且，对一些内科疾病的并发症，如中风等，自我按摩的治疗效果也很明显。

高脂血症的自我按摩疗法

简单地说，高脂血症就是由于体内脂肪代谢或运转异常使血浆中一种或几种脂质的浓度超过正常值的病理状态。

【按摩部位及取穴】曲池、足三里、丰隆、内关、三阴交、中脘穴。

【按摩手法】按、摩、揉、点法。

高脂血症是中老年人常见的疾病之一。一般来说，血脂代谢发生紊乱；脂肪代谢或运转异常；血浆中一种或几种脂质浓度异常，包括血浆TC及TG水平过高或血浆HDL水平过低；人体血浆中TC、TG和各种脂蛋白含量高于同龄正常值者均称高脂血症。

高脂血症的临床症状主要包括以下两大方面：

（1）脂质在真皮内沉积所引起的黄色瘤；

（2）脂质在血管内皮沉积所引起的动脉粥样硬化，产生冠心病和周围血管病等。

由于患高脂血症时，黄色瘤的发生率并不高，动脉粥样硬化的发生和发展则需要相当长的时间，所以多数高脂血症患者并无任何症状和异常体征表现。而患者的高脂血症常常是在进行血液生化检验（测定血胆固醇和三酰甘油）时被发现。

高脂血症的危害性应引起人们的足够重视。高脂血症的危害是隐匿、进行性和全身性的。高脂血症最重要的也是直接的损害是加速全身动脉粥样硬化，因为全身的重要器官都要依靠动脉供血、供氧，一旦动脉被粥样斑块堵塞，就会导致严重后果。

动脉硬化引起的肾功能衰竭等，都与高脂血症密切相关。相关研究资料显示，高脂血症是脑卒中、冠心病、心肌梗死、心脏性猝死等的危险因素。

因此，治疗和预防高脂血症对健康具有重要的意义。在药物治疗之外，按摩可以作为一种不错的辅助疗法。高脂血症的自我按摩疗法可以分为穴位按摩法和一般按摩法。

高脂血症的穴位按摩法和一般按摩法

穴位按摩法	（1）按摩曲池、足三里、丰隆穴。 每穴20分钟，每天1次，连续30天。 （2）按摩内关穴、三阴交穴及中脘穴。 每穴20分钟，每天1次，连续30天。

续表

一般按摩法	在进行一般按摩法之前，首先要调整呼吸，调心、调身、调息降脂，然后才可以进行以下按摩治疗。具体步骤如下： （1）干梳头。 将十指指腹贴于前发际，先梳前发际，经头顶至后发际，再梳两侧头部，每次坚持20~30次。 （2）鸣天鼓。 双手捂耳，手指贴于枕部，食指叠中指上，向下滑动敲于枕部两侧，耳中有"咚"声即可，每次坚持20~30次。 （3）干洗面。 双手搓热，掌心贴于额部，沿鼻旁、下颌、下颌角、耳前、目外眦、额角擦动，每次坚持20~30次。

【病症自我保健】

高脂血症的生活注意事项

限制高脂肪食品	严格选择胆固醇含量低的食物，如蔬菜、豆制品、瘦肉、海蜇等，尤其是多吃含纤维素多的蔬菜，可以减少肠内胆固醇的吸收。 减少胆固醇的吸收并不是限制高脂肪的摄入，对于人体来说，摄入一些必需脂肪酸对身体是有益的。适量摄入含较多不饱和脂肪酸（控制饱和脂肪酸）的饮食是合理的。 各种植物油类，如花生油、豆油、菜籽油等均含有丰富的不饱和脂肪酸，而动物油类，如猪油、羊油、牛油则主要含饱和脂肪酸。食物的胆固醇全部来自动物油食品，蛋黄、动物内脏、鱼子等含胆固醇较高，因此应忌食或少食。
戒烟，少饮酒	适量饮酒，可使血清中高密度脂蛋白明显增高，低密度脂蛋白水平降低。因此，适量饮酒可使冠心病的患病率下降。 酗酒或长期饮酒，则可以刺激肝脏合成更多的内源性三酰甘油，使血液中低密度脂蛋白的浓度增高引起高胆固醇血症。因此，中年人还是以不饮酒为好。嗜烟者冠心病的发病率和病死率是不吸烟者的2~6倍，且与每日吸烟数量成正比。
限制甜食	糖可在肝脏中转化为内源性三酰甘油，使血浆中三酰甘油的浓度增高，所以应限制甜食的摄入。
改变做菜方式	做菜少放油，尽量以蒸、煮、凉拌为主。少吃煎炸食品。

续表

加强体力活动和体育锻炼	体力活动不仅能增加热能的消耗，而且可以增强机体代谢，提高体内某些酶，尤其是脂蛋白酯酶的活性，有利于三酰甘油的运输和分解，从而降低血中的脂质。
减轻体重	体重超过正常标准的人，应在医生指导下逐步减轻体重，以每月减重1～2千克为宜。降体重期间的饮食原则是低脂肪、低糖、足够的蛋白质。
避免过度紧张	情绪紧张、过度兴奋，可以引起血液中胆固醇及三酰甘油含量增高。凡有这种情况，可以应用小剂量的镇静剂，在服用镇静剂时需严格遵守医嘱。
药物治疗	通过上述方法仍不能控制的高脂血症患者，应加用药物治疗。药物的选择由医生根据具体病因、病情确定。

冠心病的自我按摩疗法

冠状动脉粥样硬化性心脏病（简称冠心病），是由于冠状动脉功能性或器质性病变造成冠脉供血和心肌需求之间不平衡所致的心肌损害，又称缺血性心脏病。冠心病最常见的原因是动脉粥样硬化，占

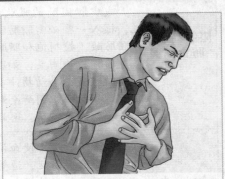

◎冠心病的症状表现为胸腔中央发生一种压榨性的疼痛，并可迁延至颈、颌、手臂、后背及胃部

90%左右。其他少见的原因，包括结缔组织病、风湿性心脏病、川崎病、梅毒性心血管病、冠脉栓塞、冠脉畸形、外伤等。

【按摩部位及取穴】内关、灵

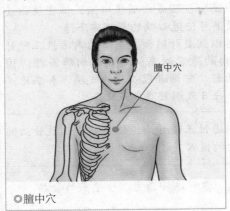

膻中穴

◎膻中穴

道、膻中、肺俞、心俞、厥阴俞穴。

【按摩手法】点、按、揉、摩法。

冠心病的症状表现为胸腔中央发生一种压榨性的疼痛，并可迁延至颈、颌、手臂、后背及胃部。发作的其他可能症状有眩晕、气促、出汗、寒战、恶心及昏厥。患有严重冠心病者在发病时可能因为心力衰竭而死亡。

冠心病的类型

心绞痛型	具体表现为胸骨后的压榨感、闷胀感，伴随明显的焦虑，持续3~5分钟，常发散到左侧臂部、肩部、下颌、咽喉部、背部，也可放射到右臂。 有时可累及冠状动脉粥样硬化性心脏病。用力、情绪激动、受寒、饱餐等增加心肌耗氧情况下发作的称为劳力性心绞痛，休息和含化硝酸甘油可缓解。有时候心绞痛不典型，可表现为气紧、晕厥、虚弱、嗳气，多见于老年人。 心绞痛型冠心病根据发作的频率和严重程度分为稳定型和不稳定型心绞痛。稳定型心绞痛指的是持续发作一个月以上的劳力性心绞痛，其发作部位、频率、严重程度、持续时间、诱使发作的劳力大小、能缓解疼痛的硝酸甘油用量基本稳定。 不稳定型心绞痛是指原来的稳定型心绞痛发作频率、持续时间、严重程度增加，或新发作的劳力性心绞痛（1个月以内持续发生），或静息时发作的心绞痛。不稳定型心绞痛是急性心肌梗死的前兆，所以一旦发现应立即到医院就诊。
心肌梗死型	心肌梗死发生前一周左右常有前驱症状，如静息和轻微体力活动时发作的心绞痛，伴有明显的不适和疲惫。 心肌梗死时表现为持续性剧烈压迫感、闷塞感，甚至刀割样疼痛，位于胸骨后，常波及整个前胸，以左侧为重。部分病人可沿左臂尺侧向下放射，引起左侧腕部、手掌和手指麻刺感，部分病人可放射至上肢、肩部、颈部、下颌，以左侧为主。疼痛部位与以前心绞痛部位一致，但持续更久，疼痛更重，休息和含化硝酸甘油不能缓解。 有时候表现为上腹部疼痛，容易与腹部疾病混淆。伴有低热、烦躁不安、多汗和冷汗、恶心、呕吐、心悸、头晕、极度乏力、呼吸困难、濒死感，持续30分钟以上，甚至长达数小时，发现这种情况应立即就医。

续表

无症状性心肌缺血型	很多病人有广泛的冠状动脉阻塞却没有感到过心绞痛，甚至有些病人在心肌梗死时也没感到心绞痛。 部分病人发生了心脏性猝死，常规体检时没发现，心肌梗死后才被发现。部分病人由于心电图有缺血表现，发生了心律失常，或因为运动试验阳性而做冠脉造影才发现。这类病人发生心脏性猝死和心肌梗死的机会和有心绞痛的病人一样，所以应注意平时的心脏保健。 心脏性猝死可发生在那些看似健康的人身上，这里主要说的是冠心病中的一个类型，叫作不稳定斑块，因为冠状动脉粥样硬化斑块很小，没有堵塞血管，所以平时没有任何症状，但是斑块会突然破裂，破裂以后会在局部形成血小板、红细胞组成的很大的血栓，而且同时冠状动脉痉挛缩窄，出现严重缺血。然后大面积心肌梗死，失去生命。
猝死型	指由冠心病引起的不可预测的突然死亡，因在急性症状出现以后6小时内发生心脏骤停所致。主要是由于缺血造成心肌细胞电生理活动异常，而发生严重心律失常导致。

冠心病的按摩治疗法

穴位按摩法	**1.点按内关穴** 内关为手厥阴心包经之合穴，手厥阴心包经起于胸中，旁络三焦，其经络循行路线起于乳旁，外走上臂内侧，下行至中指指端。中医学认为，心经为本经，心包络经则与心经互相联络，心脏有邪，心包络直受其过，若心脏有病，可以反映于心包络经。内关是手厥阴心包络经的重要合穴，所以能治冠心病等心脏病。当心绞痛、心律失常发作时，用力不停点按内关穴，每次3分钟，间歇1分钟，能迅速止痛或调整心律。 **2.揉灵道穴** 灵道为手少阴心经的经穴，位于小指内侧腕关节上1寸（指中医的同身寸法）处。 约91%的冠心病患者，左侧灵道穴有明显的压痛。冠心病犯病时，可用拇指先轻揉灵道穴1分钟，然后重压按摩2分钟，最后轻揉1分钟，每天上下午各1次，10天为1疗程，间歇2～3天，可进行下1疗程。经观察，揉按治疗后心绞痛症状明显减轻，心电图亦有改善。 **3.按、推膻中或肺俞、心俞等穴** 用拇指做按揉法、腕推法、一指禅点按法，每次15分钟，每天1次，15次为1疗程，治疗期间，停服强心药及其他药物。治疗1疗程后随访观察一些冠心病伴左心功能不全者发现，胸痛心悸、气短乏力、阵发性呼吸困难均有不同程度的改善。

续表

一般按摩法	1.抹胸 以一手掌紧贴胸部由上向下按抹，两手交替进行，按抹4×8次，按摩时不宜隔衣。 2.压内关 以一手拇指指腹紧按另一前臂内侧的内关穴，先向下按，再做向心性按压，两手交替进行。 对心动过速者，手法由轻渐重，同时可配合震颤及轻揉；对心动过缓者，用强刺激手法。平时则可按住穴位，左右旋转各10次，然后紧压1分钟。 心绞痛甚者，可加按心俞、膻中穴，以宽胸理气止痛；气急、胸闷者，可加按肺俞、定喘穴，以宣肺降气；脉微沉细者或慢性心衰水肿者，可加按复溜、阴陵泉穴，以利水消肿；阳亢者可加按合谷、太冲穴，以平肝潜阳。 3.拍心 用右手掌或半握拳拍打心前区，拍打6×8次，拍打力度以患者舒适能耐受为度。 在进行以上按摩时，要求腹式呼吸，思想集中，用意识引导按摩活动，并尽可能与呼吸相配合，每天按摩1次，1个月为1疗程，连续3个月。 按摩对冠心病患者症状的消除和缓解有一定作用。压内关对减轻胸闷，心前区不适和调整心律均有帮助，抹胸和拍心对消除胸闷、胸痛均有一定效果。腹式呼吸时，膈运动帮助改善胸腹腔血液循环，对心脏可起到按摩作用，从而改善心脏本身的营养和供血，对心电图也有一定的改善作用。

【病症自我保健】

冠心病食疗法

冠心病食疗方

绿豆粥	原料：绿豆适量，粳米100克。 做法：先将绿豆洗净，后以温水浸泡2小时，然后与粳米同入砂锅内，加水1000毫升，煮至豆烂米开汤稠。 用法：每日2~3次顿服，夏季可当冷饮频食之。 功效：清热解毒，解暑止渴，消肿，降脂。可预防动脉硬化；适用于冠心病、中暑、暑热烦渴、疮毒疖肿、食物中毒等。 宜忌：脾胃虚寒腹泻者不宜食用，一般不宜冬季食用。

续表

蜜饯山楂	原料：生山楂500克，蜂蜜250克。 做法：将生山楂洗净，去果柄、果核，放在铝锅内，加水适量，煎煮至七成熟烂，水将耗干时加入蜂蜜，再以小火煮熟透收汁即可。待冷，放入瓶罐中贮存备用。 用法：每日3次，每次15～30克。 功效：开胃，消食，活血化瘀。适用于冠心病以及肉食不消腹泻。
豆浆粥	原料：豆浆汁500毫升，粳米50克，砂糖或细盐适量。 做法：将豆浆汁、粳米同入砂锅内，煮至粥稠，以表面有粥油为度，加入砂糖或细盐即可食用。 用法：每日早晚餐，温热食。 功效：补虚润燥。适用于动脉硬化、高血压、高脂血症、冠心病患者及一切体弱者。
玉米粉粥	原料：玉米粉、粳米各适量。 做法：将玉米粉加适量冷水调和，将粳米粥煮沸后入玉米粉同煮为粥。 用法：可供早晚餐温热食。 功效：降脂，降压。对动脉硬化、冠心病、心肌梗死及血液循环障碍有一定的治疗作用；高脂血症病人常服也有效。

心绞痛的自我按摩疗法

心绞痛是冠状动脉供血不足，心肌急剧的、暂时缺血与缺氧引起的以发作性胸痛或胸部不适为主要表现的临床综合征。

【按摩部位及取穴】内关、膻中穴。

【按摩手法】点、按、揉、摩、拍法等。

心绞痛特点为阵发性的前胸压榨性疼痛感觉，可伴有其他症状，疼痛主要位于胸骨后部，可放射至心前区与左上肢，常发生于劳动或情绪激动时，每次发作持续3～5分钟，可数日一次，也可一日数次，在患者休息或用硝酸酯制剂后消失。

心绞痛多见于男性，多数病人在40岁以上，劳累、情绪激动、饱食、受寒、阴雨天气、急性循环衰竭等为常见诱因。

心绞痛的自我按摩疗法

按摩膻中穴	膻中穴位于胸前两乳房连线的正中。用大拇指点按在穴位上先顺时针方向轻轻按揉30次，再逆时针方向轻轻按揉30次，动作要求缓慢均匀，时间约3分钟。
梳刮胸胁	两手食指、中指、无名指和小指指背呈梳子状，放在肋前的胸骨中央，然后，双手4指向两侧沿肋骨间隙平推刮肋20次。动作缓慢，指间用力，需时约2分钟。
揉按内关穴	先用右手拇指点按左前臂内侧的内关穴，轻揉30～40次，再用左中拇指点按右前臂内侧的内关穴30～40次，共需时约3分钟。
轮转两臂	肩部和上肢放松，静立2～3分钟，随着均匀深长的呼吸，将双臂自前向后缓慢轮转10～15次，约1分钟。
轻拍后背	双手放松，用手背轻轻拍击胸背部20～30次，需时约6分钟。

【病症自我保健】

心绞痛食疗法

心绞痛食疗方

心绞痛食疗方一	粳米100克煮粥，粥半熟时加入薤白10～20克，同煮熟一起食用。 功效说明：宽胸、行气、止痛。适用于冠心病、胸闷不适或心绞痛、慢性肠炎、菌痢等症。
心绞痛食疗方二	将玉米粉加适量冷水调和，将粳米粥煮沸后加入玉米粉共同煮开为粥。早晚温热服用，一天1～2次。 功效说明：降脂，降压。对动脉硬化、冠心病、心肌梗死及血液循环障碍有一定的治疗作用；高脂血症病人常服也有效。
心绞痛食疗方三	鲜荷叶一大张，洗净煎汤，去渣，加粳米100克，共同小火煮粥，可供早晚服用。 功效说明：现代营养学证明，荷叶含有荷叶碱、莲碱等成分，具有清泻解热、降脂减肥及良好的降压作用。

脂肪肝的自我按摩疗法

脂肪肝又称肝内脂肪变性，是指由各种原因引起的肝细胞内脂肪蓄积过多，脂肪含量超过肝重量（湿重）的10%（严重者可达40%～50%），或在组织学上超过肝实质30%时，称为脂肪肝。

【按摩部位及取穴】足三里、阳陵泉、太冲、行间、期门、中脘、肝俞、涌泉穴。

【按摩手法】按、揉、压、摩法。

脂肪肝的临床表现多样，轻度脂肪肝的症状有的仅有疲乏感，而多数脂肪肝患者较胖，故更难发现轻微的自觉症状。

中重度脂肪肝有类似慢性肝炎的表现，可有食欲不振、疲倦乏力、恶心、呕吐、体重减轻、肝区或右上腹隐痛等。

脂肪肝通常引发的五种常见病

消化系统疾病。	动脉粥样硬化和心脑血管疾病。
影响性功能。	影响视力。
肝硬化和肝癌。 脂肪肝长期得不到治疗会引起肝细胞缺血坏死，从而诱发肝纤维化和肝硬化等多种恶性肝病。脂肪肝患者并发肝硬化、肝癌的概率是正常人的150倍。	

除药物治疗之外，患者也可以通过按摩来进行辅助治疗。

按摩治疗脂肪肝，主要采用腹部按摩和循经取穴法，并根据病患情况加减手法与穴位。

每次治疗20分钟左右，10次为1个疗程，隔日1次。一般治疗1～3个疗程即可。治疗前后可行B超和血脂检查以检验疗效。

绝大多数病人经过按摩治疗，消化功能都能提高，相关的不适症状减轻或消失，B超显示脂肪肝减轻或消失，三酰甘油、胆固醇、转氨酶等生化指标恢复正常或降低。同时，对便秘、失眠、糖尿病、肥胖也有良好的辅助治疗作用。

脂肪肝按摩的穴位定位与按压方法

足三里	定位：人体足三里穴位于小腿前外侧，当犊鼻穴下3寸，距胫骨前缘一横指（中指）。 现代实验研究发现，按压胃炎、胃溃疡或胃癌病人的足三里穴，可见胃电波增加，且胃癌病人不规则的波形变得规则。长期按摩足三里，还可以降低血脂、血液黏度，预防血管硬化，预防中风发生。每天每侧按揉30～50次，以酸胀为度。持之以恒，对于防治脂肪肝有极大的益处。
阳陵泉	定位：在小腿外侧，当腓骨头前下方凹陷处。正坐屈膝垂足位，在腓骨小头前下方凹陷处取穴。 《灵枢·邪气藏府病形篇》："胆病者……在足少阳之本末，亦视其脉之陷下者灸之，其寒热者，取阳陵泉。"此是治疗胆腑病症，而这些症状与现在的脂肪肝临床症状多有相同。另外，由于中医理论有肝胆相表里的说法，所以，阳陵泉在临床上就被用来作为脂肪肝治疗的要穴，且效果明显。
行间	定位：足背，第一、二趾间的趾蹼缘上方纹头处。 行间穴为人体足厥阴肝经上的主要穴位之一。为足厥阴肝经之荥穴，在五行中属火，所以具有泻肝火、疏气滞的作用。严重的脂肪肝患者在生活中常有胁痛，胁痛是一侧或两侧胁肋疼痛的一种自觉症状，如情志郁结，肝气失于调达或湿热内郁，疏泄失常或胁肋挫闪，经脉受损等，都可引起胁痛，症见胁部胀痛、胸闷不舒、喜怒不寐、烦躁、口苦、舌质红、苔黄腻、脉弦。
太冲	定位：在足背部，当第一跖骨间隙的后方凹陷处。太冲穴是肝经的原穴，原穴的含义有发源，也有原动力的意思，也就是说肝脏所表现的个性和功能都可以从太冲穴找到表现。 用拇指指尖对穴位慢慢地进行垂直按压。一次持续5秒左右，到疼痛缓解为止。什么样的脂肪肝患者用太冲穴最好呢？那些爱生闷气、郁闷、焦虑、忧愁难解的最适合。但如果你是那种随时可以发火、不加压抑、发过火后又可以谈笑风生的人，太冲穴对你就意义不大了。揉太冲穴，从太冲揉到行间穴，将痛点从太冲转到行间穴，效果会更好一些。

续表

期门	定位：仰卧位，先定第四肋间隙的乳中穴，并于其下二肋（第六肋间）处取穴。对于女性患者则应以锁骨中线的第六肋间隙处定取。 期门为肝经募穴，是人体一个十分重要的穴位，《标幽赋》曰："穴出云门，抵期门而最后。"该穴为足太阳、厥阴、阴维之会，位于两乳头直下，第六肋间隙，具有良好的临床治疗作用，可用于治疗多种疑难病症。医圣张仲景早在《伤寒论》中就多处提到对期门穴的应用。
中脘	定位：脐上4寸（胸骨下端至脐连线之中点）。 本穴为治疗消化系统病症常用穴，具有健脾益气、消食和胃的功效。现多用于脂肪肝、胃炎、胃溃疡、胃下垂、胃痉挛、胃扩张、子宫脱垂等病症的治疗。 中脘穴按揉的方法是手掌按压在中脘穴上，手指按压在建里与下脘穴上：吸气时，两手由右往上向左揉按；呼气时，两手由左往下向右揉按。一吸一呼为一圈，即为一次，可连续做8~64次，然后再按相反方向揉按，方法与次数同上。最后，做3次压放吸呼动作，方法同上。

【病症自我保健】
脂肪肝食疗法

脂肪肝食疗方

何首乌粥	取何首乌20克，粳米50克，大枣2枚。将何首乌洗净晒干，打碎备用，再将粳米、大枣加清水600毫升，放入锅内煮成稀粥，兑入何首乌末搅匀，文火煮数沸，早晨空腹温热服食。
小豆鲤鱼汤	取小豆150克，鲤鱼1条（约500克），玫瑰花6克。将鲤鱼活杀去肠杂，与余两味加水适量，共煮至烂熟。去花调味，分2~3次服食。
灵芝河蚌煮冰糖	取灵芝20克，蚌肉250克，冰糖60克。将河蚌去壳取肉，用清水洗净待用。灵芝入砂锅加水煎煮约1小时，取浓汁加入蚌肉再煮，放入冰糖，待溶化即成，饮汤吃肉。
菠菜蛋汤	取菠菜200克，鸡蛋2个。将菠菜洗净，入锅内煸炒，加水适量，煮沸后，打入鸡蛋，加盐、味精调味，佐餐。

慢性胆囊炎的自我按摩疗法

【按摩部位及取穴】天枢、梁门、京门、期门、章门、胆囊、足三里穴。

【按摩手法】按、压、擦、推法。

慢性胆囊炎的临床表现为右上腹部或心窝部隐痛，食后饱胀不适，嗳气，进食油腻食物后可有恶心感，偶有呕吐。另外，还有胆源性消化不良、上腹部闷胀、胃部灼热等，与溃疡病或慢性阑尾炎近似。患者的胆囊区可有轻度压痛或叩击痛；若胆囊积水，常能扪及圆形、光滑的囊性肿块。

按摩能疏肝理气，或健脾化湿、疏利气机，或消食导滞、疏理肝胆，可辅助治疗各型慢性胆囊炎。按摩治疗胆囊炎可以从经络、穴位入手，由医生为胆囊炎患者按摩，也可以家人之间互相按摩或自行按摩。

慢性胆囊炎的自我按摩疗法

肝郁气滞者按摩法	（1）取仰卧位，术者用掌擦法擦两胁肋2分钟；再用拇指指端按压章门、期门、胆囊、足三里穴各1分钟。 （2）取左侧卧位，左腿伸直，右腿屈曲，家人站其背后，用双手提拿右季肋2分钟。 （3）取俯卧位，用拇指指端按压肝俞、胆俞、膈俞及背部阿是穴各2分钟。
脾虚湿阻者按摩法	（1）取仰卧位，家人用手掌快速推抚右胁肋部1分钟；再用双手掌相叠逆时针按上腹部30下；最后用拇指指端压梁门、章门、胆囊、足三里、丰隆穴各1分钟。 （2）取左侧卧位，左腿伸直，右腿屈曲，家人站其背后，用双手提拿右季肋2分钟。 （3）取俯卧位，用拇指指端按压肝俞、胆俞、脾俞、三焦俞及背部阿是穴各1分钟。
胃虚食滞者按摩法	（1）取仰卧位，用手掌按揉腹部2分钟；再用拇指指端按压天枢、京门、期门、足三里、胆囊、手三里穴各1分钟。 （2）取左侧卧位，左腿伸直，右腿屈曲，家人站其背后，双手提拿右季肋2分钟。 （3）取俯卧位，用一指禅推法推肝俞、胆俞、脾俞、膈俞及背部阿是穴各1分钟。

续表

经穴自我按摩	（1）用拇指按揉足三里、胆囊穴，每穴2分钟。 （2）大鱼际揉法施于期门、章门、膻中、中脘、气海穴，每穴2分钟。 （3）顺时针方向摩腹5分钟。 （4）一指禅推法施于肝俞、胆俞、膈俞穴，每穴2分钟。 （5）擦法擦背部膀胱经第一侧线，以温热为度。
自我按摩法	（1）临睡前顺时针方向摩腹5分钟。 （2）每日2次按揉胆囊、足三里、太冲穴，每穴1分钟。
胆囊炎的点穴按摩疗法	（1）拇指按揉右侧阳陵泉穴及阳陵泉直下2寸处（胆囊穴），每穴2分钟。 （2）一指禅推法施于两侧太冲、胆俞穴，每穴2分钟。 （3）一指禅推法施于肝俞、胆俞穴，每穴2分钟。

【病症自我保健】

慢性胆囊炎食疗法

慢性胆囊炎是指胆囊慢性炎症性病变，大多为慢性结石性胆囊炎，占85%～95%，少数为非结石性胆囊炎，如伤寒带菌者。一些急性胆囊炎反复发作也可导致慢性胆囊炎。

慢性胆囊炎是临床上胆囊疾病中最常见的一种。临床表现为上腹不适或钝痛，常于进食油腻食物后加剧，还可有恶心、腹胀及嗳气。因此，在饮食上，患者需多加注意。一些食疗

有助于慢性胆囊炎的治疗。

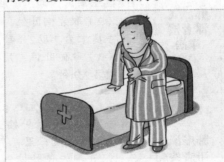

◎慢性胆囊炎的临床表现为右上腹部或心窝部隐痛

慢性胆囊炎食疗方

疏肝利胆汤	柴胡、白芍各15克，枳实、黄芩、大黄、元胡、川楝子、郁金、半夏各12克，甘草6克。水煎服，每日1剂。服药期间禁食辛辣油腻之品，切勿饮酒。

续表

理胆汤	木香、黄芩、赤白芍各12克，柴胡、枳壳各9克，金钱草、郁金、山楂各15克，蒲公英50克，海金沙18克。 加减法：若脾虚湿滞，苔白腻，加党参、白术、薏米；若气滞化火，苔黄燥，大便秘结，加龙胆草、生大黄、黄连、虎杖。水煎服，每日1剂。
蒿芩茵陈清胆汤	青蒿、茵陈、地骨皮各15克，黄芩、栀子、竹茹、枳壳、元胡、郁金（或姜黄）各9克，黄连、大黄（后下）各3～9克。水煎服，每日1剂。 加减法：呕吐者，加重郁金15～31克，大黄15克（后下），加半夏、茯苓各9克；腹胀者，加陈皮、豆蔻各3～9克；黄疸或便秘者，加重大黄、茵陈用量，加元明粉31克（冲服）；虫积者，加槟榔15克，乌梅、川楝子各9克。

应当注意的一点是慢性胆囊炎没有非常令人满意的治疗方法，中药能有效降低复发的可能，但需要至少治疗一个月，而中药大都用疏肝利胆的药，应特别注意不要伤阴。

中风后遗症的自我按摩疗法

中风是以突然昏仆、意识不清、口渴、言謇、偏瘫为主症的一种疾病。它包括现代医学的脑出血、脑血栓、脑栓塞、短暂脑缺血发作等病症，是一种死亡率较高的疾病。对于中风后遗症，必须抓紧时间积极治疗。

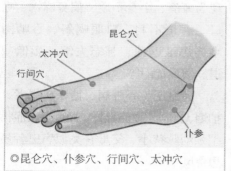

◎昆仑穴、仆参穴、行间穴、太冲穴

【按摩部位及取穴】解溪、昆仑、仆参、太溪、行间、太冲穴。

【按摩手法】按、揉、摩法。

中风之后，脏腑虚损，功能失调，病邪稽留日久，正气定必耗损，临床上本虚标实。中风偏瘫留下的最常见的后果就是病人会产生"三偏"、言语障碍、吞咽障碍、认知障碍、日常活动能力障碍以及大小便障碍。

中风后遗症的按摩疗法：

按摩刺激做到：三位置、三条线，整体调理，重点加强。

（1）全身选好刺激位置，打通

经络一条线，整体调理，重点加强：沿十四条经络运行路线，特别是任督二脉循行路线，按从头到脚的顺序，运用不同的手法在穴位上给予患者能够承受得了的不同强度刺激，在每条经脉上重点按三个穴位，起、终和中间穴位；如手太阴肺经起穴中府，中穴尺泽，终穴少商；重点中的重点是各条经脉通过头部的穴位，要多按颈丛、肩丛、腹腔神经丛，特别是骶丛要多按；有九个必按穴位要延时重点按，即解溪、冲阳、昆仑、仆参、太溪、行间、太冲、下昆仑、大趾聚毛，打通全身经络，活化沉睡的各种细胞，特别是神经细胞，促进机体各种循环，调其整体平衡，调动机体潜能去战胜疾病。

（2）在足部上选反射区，从远端足部一条线，实施全足按摩，重点加强，整体调理，促其机体相对平衡；重点也是神经系统、循环系统、消化系统、排泄系统和免疫系统。

（3）尾椎直肠全息按摩：这是一种正在探索诊治疾病的新的疗法，临床验证治中风后遗症疗效显著。

施术方法步骤：让患者排空大小便，卧跪式于床上，术者右手戴上经消毒的胶囊手套，中指、食指涂上润滑油，将肛门及其周围进行严格消毒后，将中指或食指缓慢插入肛门直肠头部，按专家已总结出的直肠头部内肠壁内不同位置和脏腑关系，用中指

的指腹，在直肠内壁上做点、摩、推按，力度以不痛，有舒服感为宜，刺激直肠壁上的壁膜、壁肌、神经、毛细血管和直肠壁外相连的组织，使刺激所发出的电传信号传遍脏腑相对应的各处，并通过脊柱的交感神经的转换器，将刺激信号上行传入大脑，传到面部、双眼、唇部，传到手指，下行传到脚趾；从而活化各组织中的细胞，扩张管道，使血液畅通，分解梗死、血栓，解脱神经被压部位，后遗症的部位逐步恢复正常生理功能，中风也就逐步好转。

每日做1次，1小时左右，7天为1个疗程，三种刺激方法交替进行，有时根据病情需要，还可补以火疗、刮痧、拔罐，告知患者自我按摩。

[病症自我保健]

中风后遗症食疗法

中风后遗症在医学上包括脑出血、脑血栓形成、脑栓塞、脑血管转筋和蛛网膜下腔出血等病症，主要体现为瘫痪、半身不遂、偏身麻木、噤口、言语不利、口眼㖞斜、吞咽困难、思维迟钝、神态失常、影像减退、烦躁忧闷等。

高血压、心脏病、糖尿病患者、抽烟、酗酒、血脂异样、肥胖、无症状型颈动脉狭小、父母有类似病史者易患中风。

中风后遗症食疗方

四味粳米粥	取天麻9克（以布包好）、枸杞子15克、大枣7枚、人参3克，加水烧沸后用文火煎煮约20分钟。去天麻、枣核，下入粳米50～100克共煨粥。每日2次。用治中风后偏瘫伴高血压者。
乌鸡汤	取乌鸡1只，去毛及肠杂，洗净切块后加入清水、黄酒等量，文火煨至骨酥肉烂时即成。食肉饮汤，数日食毕。适用于中风后言语謇涩、行走不便者。高血压患者需同服降压药，密切观察血压变化。
大枣粳米粥	以黄芪、生姜各15克，桂枝、白芍各10克，加水浓煎取汁，去渣。取粳米100克，大枣4枚加水煨粥。粥成后倒入药汁，调匀即可。每日1次。可益气通脉、温经和血，用于治中风后遗症。
豆淋酒	取小黑豆适量炒焦，冲入热黄酒50毫升。趁热服。服后温覆取微汗。用治中风后遗症以及产后中风、四肢麻木等。
羊脂葱白粥	取葱白、姜汁、花椒、豆豉、粳米各10克，羊脂油适量，加水共煨粥。每日1次，连服10日。用于预防偏瘫。
三味粟米粥	取荆芥穗、薄荷叶各50克，豆豉150克，水煎取汁，去渣后入粟米150克，酌加清水共煨粥。每日1次，空腹服。适用于中风后言语謇涩、神昏者。
羊肚山药汤	取羊肚1个，去筋膜后洗净切片，加水煮烂后下入鲜山药200克，煮至汤汁浓稠，代粥服。适用于中风后体质虚弱者。
蓖麻油饮	取蓖麻油500毫升，加入黄酒100毫升，混匀后静置1日。用沸水烫温后慢慢饮服，每日1次，每次服15毫升。用治偏瘫。
蚯蚓散	取活蚯蚓60克置新瓦上，文火焙干研末后装入胶囊。日服2次，每服2粒。适用于脑血栓形成、脑梗死、偏瘫者。

痛风的自我按摩疗法

【按摩部位及取穴】昆仑、膻中、内关、复溜、太冲、行间穴。

【按摩手法】按、揉、点、按法。

痛风的发生是因为人体内嘌呤的新陈代谢发生了紊乱，尿酸的合成增加或排出减少，造成高尿酸血症，当血尿酸浓度过高时，尿酸即以钠盐的形式沉积在关节、软组织、软骨和肾脏中，引起组织的异物炎性反应。

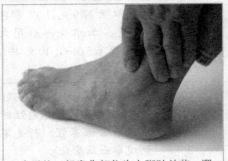

◎痛风的一般发作部位为大脚趾关节、踝关节、膝关节等

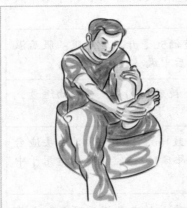

◎痛风的发生是因为人体内嘌呤的新陈代谢发生了紊乱，按摩脚部能预防和缓解痛风的发生

痛风的一般发作部位为大脚趾关节、踝关节、膝关节等。

痛风患者多数都有肠胃的问题，肠胃的问题会导致心包积液过多，这就使心脏泵血的能力低落，血液无法送到处于微血管末梢的关节，造成关节部位垃圾——尿酸结晶的堆积。

尿酸结晶的形成和肝热有密切的关系，肝热的人小便特别黄而味重，小便中尿酸的比例特别高，这些尿酸堆在关节中会造成痛风，堆在肾脏里则成为肾结石。因此，当这种现象出现时，就应该特别注意了。

明白了痛风的原因，治起来就不难。由于这种病痛起来让人很煎熬，因此，缓解疼痛的方法非常重要。疼痛发作时尿酸结晶已经存在于关节里

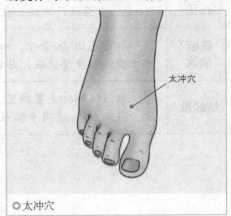

太冲穴

◎太冲穴

了，要缓解疼痛，首先要将其排出，至少使之离开原来的位置。按摩心包经可以使心脏恢复正常的功能，将血液送至关节，使尿酸结晶移动，甚至排出，症状即能缓解。

按摩具体步骤：

（1）先按昆仑，接着按膻中，再按内关，以及心包经其他的穴位，最后敲一敲胆经。

（2）按摩小腿上的脾经，再加上肾经的复溜穴，以缓解肝脏的负担，达到补肝的目的。

（3）按一下太冲穴，从太冲揉到行间穴就能将体内一些垃圾排出体外。

需要注意的是，当痛风发作时，还可以利用热水泡脚来缓解肝热，按摩或针灸太冲穴也是消除肝热很好的方法。

【病症自我保健】

痛风患者的饮食注意

痛风又称"高尿酸血症"，是一种因嘌呤代谢障碍，使尿酸累积而引起的疾病，属于关节炎的一种，又称代谢性关节炎。

痛风是一种与饮食密切相关的疾病，过去曾被认为是"酒肉病""富贵病"。现代医学证明，痛风的患病率与饮食高蛋白有关，营养学上称之为限制嘌呤饮食。

痛风患者的饮食注意事项

限制蛋白质的摄入，多选用牛奶、奶酪、脱脂奶粉和蛋类，它们所含嘌呤少；但不要喝酸奶，因为它含乳酸较多，对痛风患者不利。尽量别吃肉、禽、鱼类，如一定要吃，应将肉煮沸后弃汤食用。这是因为嘌呤易溶于水，汤中含量很高。	控制每天总热能的摄入，少吃糖类。此外，还要少吃蜂蜜，因为它的含糖量很高，会加速尿酸生成。蔬菜中的嫩扁豆、青蚕豆、鲜豌豆含嘌呤量高，也要限制食用。

续表

多吃碱性食物，如蔬菜、水果等，可以降低血和尿液的酸度。西瓜和冬瓜不但是碱性食物，而且具有利尿作用，对痛风患者更有利。	保障尿量充沛。平时应多喝白开水、茶水、矿泉水，不要喝浓茶、咖啡、可可等有兴奋自主神经系统作用的饮料，它们可能引起痛风发作。
避免饮酒。酒精具有抑制尿酸排泄的作用，长期少量饮酒还可刺激嘌呤合成的增加，尤其是喝酒时再吃肉类食品，会使嘌呤的摄入量加倍。	辣椒、咖喱、胡椒、花椒、芥末、生姜等调料均能兴奋自主神经，诱使痛风发作，应尽量少吃。

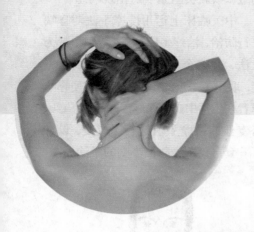

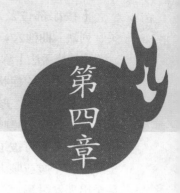

第四章

呼吸系统病症的
自我按摩疗法

●打鼾就说明睡得香吗？吸烟对健康的危害真的很大吗？为什么有的人会对花粉敏感？人们对一些呼吸系统的疾病了解得并不多。鼻子、咽喉、肺部，这些地方是当下人们发病的高危部位。鼻炎、咽喉肿痛、肺气肿等成为了常见病。呼吸系统疾病不分性别和年龄，因此我们更应该重视呼吸系统的保健。

哮喘的自我按摩疗法

哮喘是由多种细胞特别是肥大细胞、嗜酸性粒细胞和T淋巴细胞参与的慢性气道炎症。

【按摩部位及取穴】天突、内关、列缺、曲池穴。

【按摩手法】拿、按、揉、擦法。

哮喘相关的症状为咳嗽、喘息、呼吸困难、胸闷、咳痰等。典型的表现为发作性伴有哮鸣音的呼气性呼吸困难，严重者可被迫采取坐位或呈端坐呼吸，干咳或咳大量白色泡沫痰，甚至出现发绀等。

治疗哮喘，无论是中医还是西医，均提倡预防发作为主，控制发作为辅。西医治疗缓解期的哮喘，主要建议患者进行体育锻炼以增强体质，并配合服用抗过敏、增强体质的药物；避免与过敏物质接触。

中医认为过敏性哮喘是由于本身肺、脾、肾三脏具有虚弱的基础，造成肺里始终有"一块痰"。这痰很难靠自己身体清除，一旦感受外界邪气刺激，痰就会阻塞气道出现喘憋。

中医临床上运用按摩手法对哮喘进行防治，治疗多以补益肺、脾、肾为大法，在这个基础上化痰、宣肺、平喘，取得了一定的疗效。为了方便哮喘患者在生活中自我保健治疗，中医专家将专业的按摩手法进行了改变，设计了一套自我按摩防治哮喘的手法。

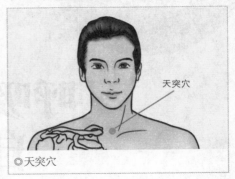

天突穴

◎天突穴

治疗哮喘的常用按摩手法

拿法	用手掌和五指，像抓一把豆子那样用力提拿一定的身体部位。拿法要一松一紧地提拿，而不是拿住不放。在治疗时，每个治疗部位拿20次为佳。需要注意的是，进行拿法治疗的过程中，不能出现"掐"的动作，并以局部微微发热为宜。
按揉法	按揉法主要用拇指在治疗部位上逐渐用力按压后，再做顺时针或逆时针方向的旋转揉动。揉的时候注意按压的力量不可减弱，以局部感觉酸胀为佳。每个穴位按揉1分钟为宜。方向顺时针或逆时针均可。

续表

擦法	用手掌附着在治疗区域，进行直线的往返运动。操作时，手要紧贴皮肤，压力要保持但是不可过大。擦法速度要掌握在每分钟来回各50次为好，以皮肤发红微热为佳。

治疗哮喘擦法的不同穴位自我按摩

家人协助直擦背部督脉经及膀胱经	穴位：肾俞穴位于腰部，第二腰椎棘突下，旁开1.5寸。 命门穴位于腰部后正中线上，第二腰椎棘突下凹陷处。 作用：此二穴具有很强的补肾作用。需要注意的是，此二穴要经常使用擦法，也可使用按揉法。 穴位：背部督脉经及膀胱经主要是从肩膀开始到腰眼，从中间向两边各延伸到肩胛骨内侧缘的长方形区域。 作用：督脉经和膀胱经是人体强壮的重要经络，可以让患者趴在床上，露出后背，家人用手掌从上向下或从下向上直线擦动，注意要使局部发热发红，但不要擦破。
按揉重点穴位	穴位：天突、内关、列缺、曲池穴。 天突穴位于颈部，前正中线上胸骨上窝中央。 内关穴位于前臂掌侧，曲泽与大陵的连线上，腕横纹上2寸，掌长肌腱与桡侧腕屈肌腱之间。 列缺穴位于前臂桡侧缘，桡骨茎突上方，腕横纹上1.5寸，肱桡肌与拇长展肌腱之间。 曲池穴位于肘横纹外侧端，屈肘，尺泽与肱骨外上髁连线中点。 作用：这四穴是推拿治疗哮喘急性发作的关键用穴，使用按揉法，再辅助药物，可以有效缓解哮喘发作时出现的喘憋。在哮喘缓解期，此四穴同样可以用来强身健体，预防哮喘发作。
家人协助按揉脾俞、肺俞、定喘穴	穴位：脾俞穴位于背部，第十一胸椎棘突下，旁开1.5寸。 肺俞穴位于背部，第三胸椎棘突下，旁开1.5寸。 定喘穴位于背部，第七颈椎棘突下凹陷，旁开0.5寸。 作用：此三穴为背部膀胱经作用于哮喘缓解期的重点应用穴。中医谈到的哮喘，根源在一个"痰"字上面，化痰是治疗哮喘的核心。痰的生成与肺、脾关系密切，按揉脾俞穴和肺俞穴是补益脾肺的首选，配合定喘穴，效果非常好。

续表

按揉膻中、关元、丰隆穴	穴位：膻中穴位于胸部前正中线上，平第四肋间隙，两乳头连线的中点。 关元穴位于下腹部，前正中线上，脐中下3寸。 丰隆穴位于小腿前外侧，外踝尖上8寸，条口外1寸，距胫骨前缘二横指（中指）处。 作用：经常按揉膻中穴，会感到呼吸顺畅。按揉关元穴则能培元固本，增加体内抗炎物质的分泌。按揉关元穴也可以用手掌进行掌揉。而按揉丰隆穴是专门针对"化痰"这一功效，它是人体治痰的最有效穴位。
掌擦胸胁、拿胸部穴位	穴位：中府穴位于胸外侧部，前正中线旁开6寸，平第一肋间隙处。 云门穴位于胸外侧部，肩胛骨喙突上方，锁骨下窝凹陷处，距前正中线6寸。 作用：用手掌推擦胸肩部及两胁20～30次，以微有热感为宜。之后，拿胸肩部的云门、中府穴，此二穴为治喘良穴。
按揉风池穴，拿颈项部	穴位：风池穴位于项部，枕骨之下，与风府穴相平，胸锁乳突肌与斜方肌上端之间的凹陷处。 作用：具有预防外感风寒的作用。如果每天做5～6次，每次1分钟，能有效提高免疫力，防止哮喘加重。注意应用此两种手法时，要闭眼并放松。

简便的哮喘按摩疗法

搓擦涌泉	盘膝而坐，双手掌对搓发热后，从三阴交穴过踝关节至脚拇指根外一线往返摩擦至透热，然后左右手分别搓擦涌泉穴至发热为止。
擦腰骶	身体微前倾，屈肘，两手掌置于两侧腰骶部，以全掌或小鱼际着力，向下至尾骶部做快速往返摩擦，以透热为度。
摩肾俞	两手掌紧贴肾俞穴，双手同时做环形抚摩，共32次（顺转为补，逆转为泻。肾俞穴宜补不宜泻）。如有肾虚腰痛诸症者，可适当增加次数。

续表

震双耳	先用双手掌按于耳上做前后推擦各32次，然后双手拇指、食指捏住两耳垂抖动各32次，再将两食指插入耳孔，做快速的震颤数次后，猛然拔出，重复操作8次。
揉命门	以两手的食、中两指点按在命门穴上，稍用力做环形的揉动，顺、逆各32次。
擦少腹	双手掌分别置两胁下，同时用力斜向少腹部推擦至耻骨处，往返操作，以透热为度。
摩丹田	用左或右掌以丹田穴为轴心，做顺、逆时针方向的摩动各32次，然后随呼吸向内向下按压丹田穴1分钟。
缩二阴	全身放松，用腹式呼吸法（即吸气时腹部隆起，呼气时腹部收缩），并在呼气时稍用力收缩前后二阴，吸气时放松，重复32次。

【病症自我保健】

哮喘患者的饮食注意

哮喘患者在日常饮食中应遵循的原则

注意营养饮食，配合每日适量锻炼，强健身体是消除哮喘的首要条件。	平时注意保持心平气和，切勿神经紧张。过度生气、忧郁、兴奋，对身体都无好处。
忌食寒凉发物，如虾、蟹、鱼及有异性蛋白质的食物。	对可能引起患者过敏反应的食物及气味，应尽量避免接触。
最好穿圆领衣，领口不要过紧，但要足以护卫喉咙及前胸。	严禁纵欲。纠正不良作息，早睡早起。戒除烟酒。
切勿过度疲劳，避免剧烈运动。	减少盐分的摄入。

对哮喘患者有食疗功用的食物

核桃仁	取核桃仁1000克研细，补骨脂内酯500克为末，蜜调如饴，晨起用酒调服一大匙。不能饮酒者用温开水调服，忌羊肉。适用于肺虚久嗽、气喘、便秘、病后虚弱等症。

续表

杏仁粥	杏仁10克去皮，研细，水煎去渣留汁，加粳米50克、冰糖适量，加水煮粥，每日两次温热食。能宣肺化痰、止咳定喘，为治咳喘之良药。
糖水白果	取白果仁50克，小火炒熟，用刀拍破果皮，去外壳及外衣，清水洗净切成小丁。锅洗净，入清水一碗，投入白果，上旺火，烧沸后转小火焖煮片刻，入白糖50克，烧至沸滚，入糖桂花少许，即可食用。
蜜饯双仁	炒甜杏仁250克，水煮1小时，加核桃仁250克，收汁，将干锅时，加蜂蜜500克，搅匀煮沸即可。杏仁苦辛性温，能降肺气、宣肺除痰。本方可补肾益肺、止咳平喘、润燥。

打鼾的自我按摩疗法

打鼾，又称为鼾症、打呼噜、睡眠呼吸暂停综合征，是一种普遍存在的睡眠现象。

【按摩部位及取穴】中脘、阴陵泉、天枢、丰隆穴。

【按摩手法】按、揉、压法。

在日常生活中，有人把打呼噜看成睡得香的表现。其实，这种观点是错误的，打呼噜是健康的大敌。打呼噜会使睡眠呼吸反复暂停，造成大脑、血液严重缺氧，形成低氧血症，从而诱发高血压、心律失常、心肌梗死、心绞痛。夜间呼吸暂停时间超过120秒容易在凌晨发生猝死。

打鼾不仅可导致打鼾者白天嗜睡、疲惫，而且可能与某些呼吸系统疾病和高血压、冠心病、脑血管意外等疾病的发生有关。有打鼾情况的人不能掉以轻心。

除了治疗外，在日常生活中可以采取下列办法减轻打鼾症状：

睡觉采取侧卧位，改变习惯的仰卧位睡眠。

睡前尽量不要饮酒，不要喝浓茶、咖啡，也不要服用某些药物，因为酒精、镇静剂、安眠药以及抗过敏药物都会使呼吸变得浅而慢，并使肌肉比平时更加松弛，导致咽部软组织更容易堵塞气道。

自我按摩疗法

打鼾 按摩 疗法一	治疗打鼾，当从宣肺祛痰入手。按揉中脘、阴陵泉、天枢、丰隆这4个穴位就可以。每天早晚各1次，每个穴位按摩5分钟，可以按照阴陵泉—丰隆—中脘—天枢的顺序来做。 　　中脘穴在上腹部，肚脐上4寸。 　　天枢穴在腹中部，离肚脐眼正中2寸。取穴的时候从肚脐眼正中向左或者右量两横指即是。 　　阴陵泉穴是脾经的五腧穴里的合穴，善于调节脾脏的功能。阴陵泉穴在小腿内侧，胫骨内侧髁后下方凹陷处。 　　丰隆穴更是一个祛痰、止咳的著名穴位，丰隆穴很好找，它在小腿外侧，外踝尖上8寸。
打鼾 按摩 疗法二	先按摩第一至第十胸椎线路10分钟；再按摩胸骨上端至下端线路10分钟，每天12次（最好临睡前按摩1次）。

【病症自我保健】

打鼾者的生活提醒

增强体育锻炼，保持良好的生活习惯。	肥胖者要积极减轻体重，加强运动。
避免烟酒嗜好，因为吸烟能引起呼吸道症状加重，饮酒会加重打鼾、夜间呼吸紊乱及低氧血症。尤其是睡前饮酒。	多吃清淡食物，例如蔬菜、瓜果，少抽烟，不喝酒。早睡早起。进行体育运动。
睡前禁止服用镇静、安眠药物，以免加重对呼吸中枢调节的抑制。	手术后的患者要以软食为主，勿食过烫的食物。避免剧烈运动。

咽喉肿痛的自我按摩疗法

　　咽喉肿痛是口咽和喉咽部病变的主要症状，以咽喉部红肿疼痛、吞咽不适为特征，又称"喉痹"。咽喉肿痛见于西医学的急性扁桃体炎、急性咽炎和单纯性喉炎、扁桃体周围脓肿等。

【按摩部位及取穴】神庭、上星、百会、通天、风池穴。

【按摩手法】揉、按、捏、摩法。

中医认为咽喉肿痛与肺、胃积热，虚火上延，外感风邪，体质虚弱等因素有关；感冒、咽喉部炎症也可导致咽喉肿痛。本病有时还伴有畏寒、发热、声音嘶哑等。

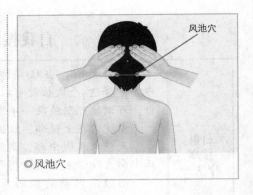

◎风池穴

咽喉肿痛的自我药疗法

局部治疗	可选用华素片等口含片。
对症治疗	可适当采用解热止痛药物，如复方阿司匹林等。也可用漱口药保持口腔卫生，如复方硼砂溶液或甲硝唑漱口液等，每日多次漱口。
中医治疗	中医中药对治疗咽喉肿痛有独到之处，也是自我药疗的重要组成部分，尤其对急性咽炎或慢性咽炎有良好效果。

咽喉肿痛的穴位按摩法

分别用左手掌捂住神庭、上星穴，右手掌捂住百会、通天穴，先顺时针按摩72次，再两手换位逆时针按摩72次。转速应稍快有力。

两手轻握拳，拇指微屈，用拇指背侧沿鼻翼沟向上推，经鼻通、睛明穴直抵眉骨，推上拉下为1次，共做36次。动作不要过重。

用右手中指指腹按摩天突穴72次，同时用左手拇指顶舌根部的廉泉穴按摩72次，再两手换位做反方向动作。

用两手拇指指腹按摩印堂、太阳穴，每穴正反各按摩36次。印堂穴宜重，太阳穴宜轻。

两拇指分别置于枕骨两大筋外侧凹陷处的风池穴，食指、中指置于两大筋中沟里，两拇指与食指、中指分别捏住两条大筋，从枕骨根部推下去拉上来，一上一下为1次，共做36次。推拉要柔和，挤、掰要重。

续表

> 用两手中指指腹按摩中府、云门穴，每穴正反各按摩72次。大人宜重，小孩宜轻。

一般按摩法

颤喉头	以一手拇指与其余四指分开，置于喉结两侧及其周围，慢慢地用力向上、下、左、右做颤动并按压2～3分钟。
拿气管	以一手拇指、食指分置于喉部及气管两侧，自上而下轻轻提拿9次。
揉咽穴	以一手拇指、食指指端点揉人迎穴1分钟，以拇指指腹按揉廉泉穴1分钟，以中指指端勾揉天突穴1分钟，以中指指腹按揉膻中穴1分钟，最后以拇指按揉合谷穴3分钟。

【病症自我保健】

咽喉肿痛食疗法

咽喉肿痛常是感冒引发的症状之一，也有部分患者因气候干燥，或饮水太少，或过食咸甜辛辣之物引起。合并感冒者，可参照感冒调治；仅表现为咽喉肿痛者，可辅以下述方法。

咽喉肿痛食疗方

金银花9克，麦冬12克，胖大海2枚，沸水冲泡，代茶饮。	秋梨去皮、核，白藕去节，各等量，切碎，用纱布包榨汁，频服。
无花果（干品）7枚，金银花15克，水煎，频服。	绿茶、橄榄各6克，胖大海3枚，蜂蜜1匙。先将橄榄放入适量水中煎煮片刻，然后冲泡绿茶、胖大海，闷盖1～2分钟，调入蜂蜜，频饮。
大雪梨1个，去皮挖心，装入川贝末3克，冰糖15克，隔水蒸熟后食用。	荸荠数个，洗净绞汁，生萝卜1个，洗净绞汁，二汁相合，频饮。

续表

鲜丝瓜研汁频服。	梨汁、荸荠汁、甘蔗汁、藕汁和匀，频服。用于伴口渴者。
生萝卜洗净，捣烂取汁24毫升，和姜汁30毫升拌匀，然后加白糖30克，水煎频饮。	桑叶20克，蜂蜜50克。先将桑叶煎煮片刻，取药汁兑服蜂蜜。
芹菜1～1.5千克，蜂蜜少许。芹菜洗净捣汁，加蜂蜜少许，文火熬成膏，每天半匙，开水冲服。	家庭常备中成药： 喉症丸、银黄口服液、银黄含片、草珊瑚含片、西瓜霜含片、金嗓子喉宝、小儿咽扁合剂、黄栀花口服液、复方功劳去火片等。

肺炎的自我按摩疗法

肺炎是指终末气道、肺泡和肺间质的炎症。其症状表现为：发热，呼吸急促，持久干咳，可能有单边胸痛，深呼吸和咳嗽时胸痛，有少量痰或大量痰，可能含有血丝。

【按摩部位及取穴】太阳、风池、肩井、丰隆、中脘穴。

【按摩手法】按、揉、点、压法。

肺炎可由细菌、病毒、真菌、寄生虫等致病微生物，以及放射线、吸入性异物等理化因素引起。

细菌性肺炎采用适当的抗生素治疗后，7～10天多可治愈。

病毒性肺炎的病情稍轻，药物治疗无功效，但病情持续很少超过7天。

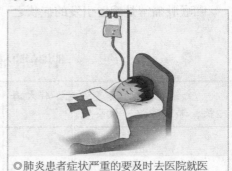

◎肺炎患者症状严重的要及时去医院就医

肺炎分类

根据病理形态学分类	分成大叶肺炎、支气管肺炎、间质肺炎及毛细支气管炎等。

续表

根据病原体种类分类	包括细菌性肺炎，常见细菌有肺炎链球菌、葡萄球菌、嗜血流感杆菌等。病毒性肺炎，常见病毒如呼吸道合胞病毒、流感病毒、副流感病毒、腺病毒等。另外还有真菌性肺炎、支原体肺炎、衣原体肺炎等。
根据病程分类	分为急性肺炎、迁延性肺炎及慢性肺炎，一般迁延性肺炎病程长达1～3个月，超过3个月则为慢性肺炎。

肺炎按摩方法

肺炎按摩法一	（1）固定患者上肢，清肺经、退六腑各300次，推三关100次。 （2）患者俯卧位，分推肩胛骨100次，按揉肺俞、大椎穴各1分钟。 （3）按揉膻中、丰隆穴各2分钟。 随症加减： （1）风热犯肺型：发热恶寒、汗少，头痛，口微渴，咳嗽气急，痰黏色白量少，胸胁隐痛，舌边尖红，苔薄黄。常用手法加： ①推太阳穴30次，推三关300次。 ②拿风池、肩井穴各10次。 （2）痰热壅肺型：高热面赤，口渴欲饮，咳嗽痰黄而黏，或夹血丝，或为铁锈色痰，胸闷气粗，胸痛，舌质红，苔黄腻。常用手法加： ①退六腑300次，清心经100次。 ②加揉丰隆穴50次，揉中脘穴3分钟。 （3）热入心营型：发热不退，夜间加重，烦躁不安，时而谵语，甚至神志不清，气急，喉中痰鸣，痰中带血，手足抽动，口唇干燥，舌苔焦黄。常用手法加： ①退六腑、清天河水各500次，清心经、清肝经各300次。 ②按揉曲池穴1分钟，推涌泉穴300次。
肺炎按摩法二	（1）按揉掌小横纹200次，清肺经300次。 （2）清肝经300次，逆运内八卦100次。 （3）点揉天突、膻中、丰隆穴各1分钟。 随症加减： （1）头痛、鼻塞加揉阳池穴50次。 （2）高热不退，挤捏天突至剑突穴及两侧和大椎穴至第一腰椎及两侧，至皮下轻度瘀血为止。

【自我按摩保健】
肺炎患者的饮食注意

肺炎患者日常饮食原则

忌辛辣油腻食物	肺炎属急性热病，消耗人体正气，影响脏腑功能，容易导致消化功能降低，食物应以高营养、清淡、易消化为宜，不要吃大鱼、大肉、过于油腻之品，以免中焦受遏，运化不利，营养反而不足。油腻之品大多性属温热，可以生内热，湿滞为痰，不利于肺炎患者的早日康复。 辛辣食物性质温热，易化热伤津，而肺炎又属热病，两热相加，犹如负薪救火，使病情加重。所以，肺炎患者的膳食中不应加入辣椒、胡椒、芥末等调味品。
水果要适量也要选择品种	肺炎患者适量地多饮水和进食水果对康复是有利的。多数水果对本病有益，但不宜吃甘温的水果，如桃、杏、李子、橘子等，以免助热生痰。即使是寒凉水果，也非多多益善。如果过量地吃寒凉性质的水果，可损伤脾胃的阳气，有碍运化功能，不利于康复。
保持乐观情绪	保持乐观情绪可以维持人体的最佳状态，巨大的心理压力会导致对人体免疫系统有抑制作用的激素成分增多，所以容易受到感冒或其他疾病的侵袭。

肺炎食疗方

芹菜熘鲤鱼	原料：鲤鱼250克，芹菜50克，淀粉、姜丝、蒜丝、酱油、白糖、醋、精盐、味精、黄酒、泡酸辣椒、菜油各适量。 做法：将鲤鱼切成丝，芹菜切段，把酱油、白糖、醋、味精、黄酒、精盐、淀粉调成汁。炒锅置旺火上，下油烧至五成热，放入鱼丝熘散，沥去余油，放姜丝、泡酸辣椒、芹菜段炒出香味，而后烹入芡汁，起锅即可。 功效：鲤鱼有清热解毒、利尿消肿、止咳下气等功效；芹菜有平肝清热、祛风利湿、养神益气等功效。鲤鱼芹菜合食，适用于急、慢性肺炎的辅助治疗。

续表

兔肉蘑菇丝	原料：熟兔肉100克，蘑菇50克，葱白25克，辣椒油、酱油、醋、白糖、芝麻油、芝麻酱、花椒粉、味精各适量。 做法：将熟兔肉、葱白分别切丝，蘑菇煮熟。葱、蘑菇垫底，兔肉丝盖面，盛入盘内。用酱油把芝麻酱分次调散，其他调料调匀成味汁，淋于兔肉丝上即可食用。 功效：兔肉有清热解毒、益气健脾、祛湿凉血、利便等功效，蘑菇有解毒润燥、益气补脾、化湿止泻等功效。兔肉、蘑菇合食，适用于治疗急性肺炎。
瘦肉白菜汤	原料：瘦肉、大白菜心各100克，蒜、精盐、味精、鸡油各少许。 做法：瘦肉切丝；白菜洗净、切丝，放入沸水中，刚熟时捞出，放清水漂净，滤干水分待用；锅置于旺火上，下鸡油烧至五成热，放入蒜，炒成金黄色，再加瘦肉合炒，加入精盐，入汤煮熟，再加白菜心煮沸，放入味精即可食用。 功效：瘦肉有补中益气、生津润肠的功效；大白菜性平，味甘，有清热解毒、化痰止咳、除烦通便等功效。瘦肉、白菜合食，适用于治疗急、慢性肺炎。

急性支气管炎的自我按摩疗法

急性支气管炎是病毒或细菌等病原体感染所致的支气管黏膜炎症。是婴幼儿时期的常见病、多发病，往往继发于上呼吸道感染之后，也常为肺炎的早期表现。本病多同时累及气管、支气管，故正确命名应为急性气管支气管炎。临床以咳嗽伴（或不伴）有支气管分泌物增多为特征。

急性感染性支气管炎往往先有急性上呼吸道感染的症状：鼻塞，不适，寒战，低热，背部和肌肉疼痛以及咽喉痛。

剧烈咳嗽的出现通常是支气管炎出现的信号，开始时干咳无痰，但几

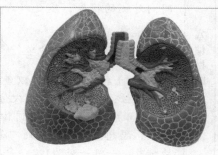

◎急性支气管炎是病毒或细菌等病原体感染所致的支气管黏膜炎症

小时或几天后出现少量黏痰；稍后出现较多的黏液或黏液脓性痰，明显的脓痰提示多重细菌感染。有些病人有烧灼样胸骨后痛，咳嗽时加重。

严重并发症通常仅见于有基础慢性呼吸道疾病的病人，这些病人的急性支气管炎可致严重的血气异常（急性呼吸衰竭）。

急性支气管炎的自我按摩疗法

穴位按摩方法一	（1）治疗原则以宣通肺气、止咳化痰为主，辅以补益脾肾。 （2）常用穴位及部位：中府、云门、膻中、中脘、尺泽、鱼际、肺俞、脾俞、肾俞、丰隆等穴，及背部正中。 （3）常用手法：按揉法、摩法、分法、擦法、捏脊法等。 （4）操作方法： 基本操作：患者取仰卧位，医生坐于其右侧，先在中府、云门穴处施以指摩法各2～3分钟，继而在膻中穴施以指摩法2～3分钟。 继以上体位，用掌根按揉中脘穴2～3分钟。然后用双手拇指沿肋间隙做自上而下、由中间向两侧的分法，如此反复2～3遍。以拇指按揉尺泽、丰隆穴各1～2分钟。 患者取俯卧位，医生坐于其体侧，食、中两指分开以其指腹分别置于肺俞、脾俞、肾俞等穴上做双指揉法，每穴各1～2分钟。最后在背部膀胱经、督脉施以小鱼际擦法，以热为度。 辨证治疗：对病久体弱者可加背部捏脊法3～5遍，按揉足三里穴1～2分钟。 对咳喘甚者可加双指按揉定喘穴（大椎穴旁开0.5寸）和指揉鱼际穴各1～2分钟。
穴位按摩方法二	（1）推摩胸廓，以左手全掌推摩右侧胸廓，做自上而下、由中间向外侧的推摩，反之以右手全掌推摩左侧胸廓；左右两侧各2～3分钟。 （2）揉摩中脘穴，以全掌置于上腹中脘部做顺时针方向揉摩2～3分钟。 （3）按揉中府穴，以鱼际部位于中府穴上按揉1分钟。左手操作右侧穴位，右手操作左侧穴位。 （4）呼吸训练，任何体位均可，关键是全身肌肉要放松，形态自然，思想集中，要做到"深吸慢呼"，即缓慢地深吸气而后再缓慢地呼气。一呼一吸为1次，每次可做30～50次。 以上方法，可每日早、晚各1次。

饮食注意事项

饮食调整	体重正常的病人给予平衡饮食，以增强呼吸道的抵抗能力；体重低于正常者，应供给高热能、高蛋白饮食，以利于受损伤的支气管组织修复。病人由于消化道细胞缺氧而使得食欲减退，应采用少量多餐的进餐方式，每天可分为6次。供给易于消化吸收的食物，蛋白质供给量为1.2~1.5克/千克体重，应以动物蛋白和大豆蛋白等优质蛋白为主。
适量限奶类制品	奶制品易使痰液变稠，使感染加重，应避免食用。因奶制品是钙的主要来源，在不食用奶制品时，应注意每天补充钙1000毫克。
补充维生素	为增强机体免疫功能，减轻呼吸道感染症状，促进支气管黏膜修复，应补充足够的维生素A和维生素C。
增加液体摄入量	大量饮水，有利于痰液稀释，保持气管通畅；急性支气管炎患者每天饮水量至少2000毫升。
咀嚼障碍应给予软食	若呼吸困难影响咀嚼功能时，应供给软食，以便于咀嚼和吞咽。
忌刺激性食物	过冷、过热，或其他有刺激性的食物，可刺激气管黏膜，引起阵发性咳嗽，应尽量避免。

急性支气管炎食疗方

五味子250克，鸡蛋10个。五味子放进容器内，加水煮沸半个小时，待药汁冷透后放进鸡蛋，置阴凉处浸泡7天即成。每天早上吃鸡蛋1个。该方比较适用于入冬遇冷即发的支气管炎。	白菜（热水烫熟后晾干）100克，豆腐皮50克，大枣10枚。各味和盐等调味品一起炖汤服用，1天1剂。对秋、冬天肺燥性支气管炎咳嗽者比较适宜。

急性支气管炎的家庭应急处理

休息、保暖、多饮水。	全身应用磺胺类或青霉素类抗生素。
发热时可服用阿司匹林0.3～0.6克，或吲哚美辛（消炎痛）25毫克，每日3次。	伴哮喘时可口服氯茶碱0.1～0.2克或沙丁胺醇（舒喘灵）2～4毫克，每日3次。
咳嗽频繁且无痰时，可服喷托维林（咳必清）25毫克，每日3次。	痰黏稠不易咳出时，可口服必嗽平16毫克，每日3次。

慢性支气管炎的自我按摩疗法

慢性支气管炎是由于感染或非感染因素引起气管、支气管黏膜及其周围组织的慢性非特异性炎症。其病理特点是支气管腺体增生、黏液分泌增多。

【按摩部位及取穴】中府、肺俞、膻中、尺泽、列缺穴。

【按摩手法】按、揉、推、摩、搓法。

慢性支气管炎的病因极为复杂，迄今尚有许多因素不够明了。

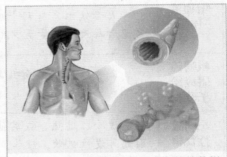

◎慢性支气管炎病理特点是支气管腺体增生、黏液分泌增多

慢性支气管炎发生的因素

大气污染	化学气体如氯、氧化氮、二氧化硫等烟雾，对支气管黏膜有刺激和细胞毒性作用。其他粉尘如二氧化硅、煤尘、棉屑等也刺激支气管黏膜，并引起肺纤维组织增生，使肺清除功能遭受损害，为细菌入侵创造条件。
感染	呼吸道感染是慢性支气管炎发病和加剧的另一个重要因素。据国内外研究，目前认为肺炎链球菌、流感嗜血杆菌和卡他莫拉菌可能为本病急性发作的最主要病原菌。 病毒对本病的发生和发展起重要作用。

续表

过敏因素	过敏因素与慢性支气管炎的发病有一定关系，初步看来，细菌致敏是引起慢性支气管炎速发型和迟发型变态反应的一个原因。尤其是喘息型慢性支气管炎患者，有过敏史的较多，对多种抗原激发的皮肤试验阳性率高于对照组，痰内组胺和嗜酸粒细胞有增高倾向；另一些患者血清中类风湿因子高于正常组，并发现重症慢性支气管炎患者肺组织内IgG含量增加，提示与Ⅲ型变态反应也有一定关系。变态反应使支气管收缩或痉挛、组织损害和炎症反应，继而发生慢性支气管炎。

慢性支气管炎按摩疗法

预备式	取坐位，腰微挺直，双脚平放与肩同宽，右手掌心与左手背重叠，轻轻放在小腹部，双目平视微闭，呼吸调匀，全身放松，静坐1～2分钟。
搓涌泉穴	左（右）下肢平放在对侧膝上，用右（左）手掌心按在涌泉穴，反复搓擦0.5～1分钟，以足心发热为佳。双下肢交替进行。功效：补肾纳气、醒脑安神。
按揉丰隆穴	左（右）下肢放在对侧膝上，用右（左）手中指指腹放在丰隆穴上，拇指附在对侧，适当用力按揉0.5～1分钟，以酸胀为佳。双下肢交替进行。功效：健脾除湿、化痰止咳。
按揉中府穴	左（右）手拇指指腹放在对侧中府穴上，适当用力按揉0.5～1分钟，以酸胀为佳。功效：补气益肺、宣肺止咳。
按揉肺俞穴	用左（右）上肢绕过肩后，将中指指腹放在同侧肺俞穴上，适当点揉0.5～1分钟。以酸胀为佳。功效：宣肺化痰、降气止咳。
掌揉膻中穴	右手手掌放在膻中穴，适当用力按揉0.5～1分钟。功效：理气散瘀、宽胸利膈。
揉按尺泽穴	左（右）手拇指放在对侧尺泽穴上，其余四指环抱肘后，适当用力揉按0.5～1分钟，以酸胀为佳。双手交替进行。功效：顺气化痰、通络止咳。

续表

揉按列缺穴	左（右）手拇指指腹按在对侧列缺穴上，其余四指附在腕对侧，适当用力揉按0.5～1分钟。两手交替进行。功效：宣肺止咳、镇静止痛。
团摩上腹	左手掌心叠放在右手背上，右手掌心放在上腹部，适当用力做顺时针环形摩动0.5～1分钟。以上腹部发热为佳。功效：宽胸理气、健脾和胃。
分推肋下	双手四指并拢，分别放在同侧剑突旁，沿季肋分推1～3分钟。功效：疏肝和胃、降气止咳。
按揉脾俞、胃俞穴	双手握拳，将拳背第二、三掌指关节放于脾俞、胃俞穴上，适当用力揉按0.5～1分钟。功效：健脾和胃、调理气血。
揉按肾俞穴	将拇指按在同侧肾俞穴，其余四指附在腰部，适当用力揉按0.5～1分钟。功效：温肾、纳气、止咳。

以上方法每日早、晚各做1次。同时还应戒烟、戒酒、少食辛辣肥腻之品，保持心情舒畅，适当参加体育锻炼。急性发作期要及时进行抗感染治疗。

按摩办法：每天早起后，在左手掌心涂上3～4滴风油精，按摩（顺时针方向）咽喉部位20～30次。2～3个月后，病情可大为好转，一年后基本康复。

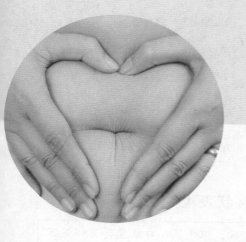

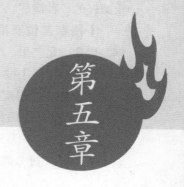

第五章

消化系统病症的
自我按摩疗法

●随着生活节奏的加快，社会压力的增大，胃病已经成为一种常见病、多发病。人们或是因为压力，或是忙于应酬，或是因为不健康的饮食习惯，让消化系统承受着巨大的压力，并最终给个人的健康蒙上阴影。一些病人对呃逆、胃灼热、厌食症等并不在意，以为只是一时的小问题，但正是这些小问题导致了大疾病。

厌食症的自我按摩疗法

厌食症是指较长时期食欲缺乏，见食不贪，过分节食，甚至拒食，从而导致患者精神疲倦，身体虚弱，体重减轻的一种病症。

【按摩部位及取穴】合谷、天枢、胃俞、足三里、丰隆穴。

【按摩手法】推、按、揉法。

厌食症在儿科疾病中较为常见，其中可分为原发性和继发性两类。原发性厌食症多为父母强迫小儿进食，或对小儿过分溺爱，使其养成挑食、偏食等不良习惯而引起；继发性厌食症可发生于多种疾病或精神抑郁症。

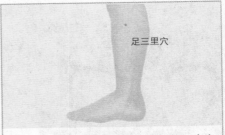

足三里穴

◎足三里穴是腹部保健经常使用的一个穴位。当胃肠不舒服时，需要按摩足三里穴

厌食症的临床症状表现

饮食症状	（1）有些患者即使有较好的食欲，但吃了几口就觉得胃部饱胀不适而中止进食，或者见到食物就不想吃。如果强迫进食，常诱发恶心呕吐等。 （2）患者过多注意饮食并有担心发胖的心理，从而主动拒食或过分节食，造成消瘦、营养不良。 （3）患者多有饥饿的感觉，但却强迫自己不进食。然而，大约50%的厌食症者伴贪食症，暴食后又自己催吐、服减肥药或泻药等，或者加大运动量试图控制自己的体重，从而导致身体水电解质紊乱（低血钾、低血钠等）和酸碱平衡失调（代谢性碱中毒）。
机体症状	（1）体重明显下降，出现水肿；体内缺乏脂肪，容易发冷、畏寒；体内激素水平异常，造成毛发稀疏或体毛过多。 （2）心脏功能下降，心率缓慢、血压下降、心律失常，导致猝死；心血流量降低，脑血管供血不足，易造成晕厥。 （3）女性多月经减少或停止，男女都有性欲缺乏症状。 （4）患者还可有其他神经症的症状，如癔症、上腹饱胀不适、不能解释的疲劳、失眠等。 （5）患者常伴有性格改变，如抑郁、焦虑、喜怒无常、强迫或反复做某件事；常说谎、隐瞒其进食习惯等。

厌食症多发生于小儿、青春期的男女以及想要保持苗条身材的女性中间。生活不规律、睡眠欠充足、过度疲劳、便秘、身体不适等也是厌食的原因。小儿厌食症与小儿自身的体质有较大的关系，小儿时期"脾常不足"，饮食不能自调，食物不知饥饱。一些家长片面强调给小儿高营养的滋补食物，超越了小儿肠胃正常的消化能力；乱投杂食，或恣意投其所好，养成偏食习惯，都可导致厌食症。此外，孩子体内微量元素锌的缺乏，也容易造成小儿的食欲减退。

青春期厌食症及神经性厌食症多与患者自身的心理、情绪有关。患者多有过度追求身材苗条的心理，所以对身材的要求和对自己的期望，使他们非常注意饮食和体重，唯恐进食就会发胖，所以少吃或不吃食物，或者吃后再设法吐出来。

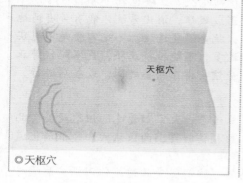

天枢穴

◎天枢穴

按摩注意事项

乳食积滞	（1）取坐位，用拇指桡侧端清脾经、清大肠各100次，推四横纹100次；再用拇指指腹推六腑100次；最后用拇指指腹揉板门穴2分钟，揉合谷穴1分钟，运水入土50次。 （2）取仰卧位，用掌摩法摩腹3分钟；再用拇指指腹揉天枢穴2分钟。 （3）取俯卧位，用双手拇指、食指自下而上捏脊5遍，再用禅推法推两侧脾俞、胃俞穴各1分钟。
痰湿困脾	（1）取坐位，用拇指桡侧端补脾经、补肾经各100次，推四横纹100次；再用食指、中指指腹清天河水100次，用两拇指指腹分推大横纹50次；最后用中指指腹按外劳宫穴50次，揉一窝风50次。 （2）取仰卧位，用拇指、食指捏神阙穴1分钟，以脐周皮肤微红为度；再用拇指指端持续按压足三里、丰隆穴各2分钟。
脾胃虚弱	（1）取坐位，用拇指桡侧端补脾经、补大肠经、补肾经、补胃经各100次，推四横纹100次；再用中指指腹揉一窝风、合谷、外劳宫穴各1分钟；最后用食指、中指指腹推三关穴100次。 （2）取仰卧位，用掌揉法揉腹5分钟，重点在中脘、丹田穴；再用拇指指腹按揉足三里穴2分钟。

【病症自我保健】
厌食症的预防和调理

厌食症的预防

定时进餐，适当控制零食	所谓定时进餐，就是按顿吃饭。正餐包括早餐、中餐、午后点心和晚餐，三餐一点形成规律，消化系统才能有劳有逸地"工作"，到正餐的时候，就会渴望进食。不吃零食是不现实的，关键是零食吃得不能过多，不能排挤正餐，更不能代替正餐。零食不能想吃就吃，应该安排在两餐之间，或餐后进行，否则会影响食欲。
节制冷饮和甜食	冷饮和甜食口感好，味道香，大家都爱吃，但这两类食品均影响食欲。中医认为冷饮损伤脾胃，西医认为会降低消化道功能，影响消化液的分泌。 甜食吃得过多也会伤胃。这两类食品饱腹作用强，影响吃正餐，所以要有节制。最好安排在两餐之间或餐后1小时。
饮食合理搭配	小儿生长发育所需的营养物质要从食物中摄取，但对这些营养素的需要并不是等量的，有的营养素需要得多，有的需要得少，所以家长应了解这方面的知识，注意各种营养素的比例，以求均衡饮食。每天不仅吃肉、乳、蛋，还要吃五谷杂粮、蔬菜、水果。每餐要求荤素、粗细、干稀搭配，如果搭配不当，会影响食欲。如果肉、乳、蛋等富含脂肪和蛋白质的食物吃多了，胃排空的时间就会延长，到吃饭时间却没有食欲；粗粮、蔬菜、水果吃得少，消化道内纤维素少，容易引起便秘。 此外，有些水果过量食入会产生不良反应。橘子吃多了"上火"，梨吃多了损伤脾胃，柿子吃多了便秘，这些因素都会直接或间接地影响食欲。
讲究烹调方法	经过烹调，食物的结构变了，变得易于消化吸收。但为了促进食欲，烹调时要注意食物的色、香、味、形，这样才能提高就餐兴趣。

续表

防止挑食和偏食	挑食和偏食影响从多种食物中摄取机体所需要的营养，对身体十分不利。要纠正这一不良的饮食习惯。
保证充足睡眠，适量活动，定时排便	睡眠时间充足，精力旺盛，食欲充足；睡眠不足，无精打采，就不会有食欲，日久还会消瘦。适当活动可促进新陈代谢，加速能量消耗，促进食欲。总之，合理的生活规律能诱发、调动、保护和促进食欲。
改善进餐环境	吃饭的注意力被分散，进餐的兴趣随之消失，进餐的动作也就停止了。所以应该排除各种干扰，专心吃饭。同时，在紧张的气氛中，不可能有好的食欲，所以不要在餐桌上发生矛盾，力求创造安详、和睦的家庭气氛。

厌食症食疗方

银耳炖肉	原料：银耳40克，瘦肉100克，大枣10枚，精盐适量。 做法：银耳泡发，瘦肉切片，与大枣同炖至烂熟后加精盐适量。 佐餐随意食用。银耳味甘、淡，性平，含有丰富的胶质和多种维生素等，能养阴益胃；瘦肉、大枣能补脾益气，滋阴解腻。相佐共奏健脾益气、养阴生津之功，适于脾胃气阻不足之厌食者。
蜜饯山楂	原料：生山楂500克，蜂蜜250克。 做法：取优质上乘的山楂500克，去掉柄、核，洗净后入铝锅内，加水适量煮熟，待水收干时加入蜂蜜，改用小火煎煮5～10分钟，离火后，晾凉即可。 饭前嚼食3～5枚，可增进食欲；饭后嚼食3～5枚可帮助消化，适用于不思饮食或过饱伤食，消化不良。
鲫鱼汤	原料：鲫鱼1条，生姜30克，胡椒1克。 做法：将鲫鱼洗净，生姜切片，与胡椒一同放入鱼肚内，加水炖熟，饮汤，食鱼。

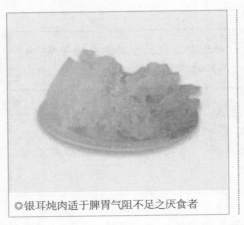

◎银耳炖肉适于脾胃气阻不足之厌食者

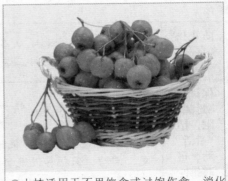

◎山楂适用于不思饮食或过饱伤食，消化不良

恶心呕吐的快速按摩疗法

呕吐是临床常见症状，常并发于某些疾患之中。历代医家以有物有声为呕，有物无声为吐，有声无物为干呕，实际上呕和吐多同时出现，故一般统称呕吐。

【按摩部位及取穴】冲阳、太白、内庭、厉兑、隐白穴。

【按摩手法】推、抹、捏、拿、按、拍法。

呕吐是由于胃失和降，气逆于上所引起的。本证可概括分为虚实两类。实证是邪气犯胃、浊气上逆所致，治以驱邪化浊、和胃降逆；虚证是胃阳不振或胃阴不足、失其和降而成，治以温中健脾或滋养胃阴为主。但需指出，如胃中有痈脓、痰饮、食滞等而引起的呕吐，有时又属人体正气排出胃内有害物质之应有现象，不必阻止。

呕吐可见于许多疾病，如急性胃炎、胃神经症，贲门痉挛、幽门痉挛或梗阻，胰腺炎、胆囊炎等。

中医认为，脾与胃相表里，在正常情况下，胃主受纳，脾主运化，脾胃之气，一升一降，保持气机通畅，水谷精微得以运化、输布，无论何种原因引起胃气不降，反而上逆，均可导致呕吐的发生。

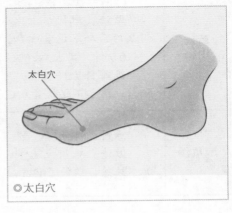

太白穴

◎太白穴

症状常见因素

外邪犯胃	感受风寒暑湿之邪，以及秽浊之气侵犯胃，以致胃失和降之常，水谷反而上逆，发生呕吐。正如《古今医统大全》指出："猝然而呕吐定是邪客胃腑，在长夏暑邪所干，在秋冬风寒所犯。"
痰饮内阻	素体中阳不健，或病后年老体衰，脾胃腐熟与运化功能减弱，水谷不能正常化生精微，反变为痰饮，停积胃中，当饮邪上逆之时，每能发生呕吐。其机理则如明人秦景明所说："痰饮呕吐之因，脾气不足，不能运化水谷，停痰留饮，积于中脘，得热则上炎而呕吐，遇寒则凝塞而呕吐矣。"
脾胃虚弱	素体脾胃虚弱或病后脾胃受损，中阳不振，水谷不能承受，故饮食稍多则吐，时作时止。
饮食不节	饮食过多，或生冷油腻之物停滞不化，胃气不能不行，上逆而为呕吐。如严用和所说："饮食不节，温凉不调，或喜餐腥脍乳酪，或贪食生冷肥腻……中焦为之痞塞，遂成呕吐之患焉。"
肝逆犯胃	情志失调，肝气怫郁，横逆犯胃，胃气不降，反上逆而呕吐。
胃阴不足	热病之后，胃阴受伤，胃失濡养，不得润降，而致呕吐。

按摩方法

推抹上腹降逆法	开三门，运三脘；单手掌推胸腹正中任脉线，从天突推至关元穴（注意推至脐下转换手掌方向）。
按压缺盆止呕法	双拇指指腹自内向外同时按压两侧锁骨下缘，取屋翳穴时用力由轻渐重，后用双拇指指腹同时按压缺盆穴，用力适度。
捏拿上腹和胃法	双手多指辗转拿上腹部。

续表

拍击前臂静定法	单手并列四指拍击患者前臂屈肌面，反复多次；双拇指同时取间使、大陵穴。
握拿背肌平肝法	侧掌滚肝俞至三焦俞穴一段；叠掌揉肝俞、胆俞穴；两手握拿背肌。
推按足弓健脾法	患者屈膝外展，足弓暴露，按摩者单掌推、双拇指交替压、侧指敲击、空拳扣打足弓脾经路线；双手多指拿胫骨缘并上下滑按。

妊娠呕吐，中医又称妊娠恶阻。有些孕妇呈持续性或剧烈呕吐，甚至不能进饮食、全身乏力、明显消瘦、小便少、皮肤黏膜干燥、眼球凹陷等，必须及时治疗，以免影响母体健康和胎儿发育。足部按摩疗法对此症见效甚快。

足部按摩基本手法

拇指按揉足部冲阳、太白穴各10分钟，每日1～3次。	揉按足部内庭穴10分钟左右，即可缓解症状。
轻轻按揉足部胃、肝脏、生殖腺、甲状腺反射区各3～5分钟，揉足腹腔神经丛、肾脏、输尿管、膀胱、肾上腺反射区各3分钟，每日1～2次。	按压足部厉兑、隐白穴10～25分钟。

【病症自我保健】
恶心呕吐食疗法

恶心呕吐食疗方

仙人掌猪肚汤	原料：仙人掌30～60克，猪肚1个。 做法：将仙人掌装入猪肚内，入锅加适量水，以文火炖至热烂。饮汤，食猪肚。 功效：行气活血，健脾益胃。适用于气滞血瘀，胃痛年久不愈等症。

续表

卷心菜粥	原料：卷心菜500克，粳米50克。 做法：先将卷心菜水煮半小时，捞出菜后，入粳米煮粥。温热服，每日服2次。 功效：缓急止痛，适用于胃部急痛。
土豆粥	原料：新鲜土豆250克（不去皮），蜂蜜适量。 做法：将土豆洗净、切碎，用水煮至土豆呈粥状即可。服用时加蜂蜜。每日清晨空腹食用，连服15日。 功效：缓急止痛，适用于胃脘隐痛不适等症。
桂皮山楂汤	原料：桂皮6克，山楂肉10克，红糖30克。 做法：先用水煎山楂肉15分钟，后入桂皮，待山楂肉将熟熄火，滤汁入红糖，调匀即可，趁热饮服。 功效：温胃消食止痛。适用于胃脘痛症。

胃灼热的自我按摩疗法

胃灼热是一种位于上腹部或下胸部的烧灼样的疼痛感，同时伴有泛酸症状的一种消化系统疾病。

【按摩部位及取穴】中脘、厉兑、太渊穴。

【按摩手法】按、压、摩、揉法。

作为消化系统最常见的症状之

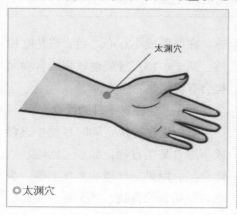

◎太渊穴

一，胃灼热主要由胃内容物反流到食管内，刺激食管黏膜所致。当食管下端括约肌功能障碍或食管蠕动功能异常时，酸性的胃内容物反流到食管内而产生胃灼热症状。

胃灼热多发生在饭后。卧位或前躬位以及饱餐、饮酒和服用某些药物可诱发或促使胃灼热症状加重。在胃灼热的同时还会嗳气，在嗳气中所带有酸味之物又称"吞酸"。嗳气是一种生理反应，是将胃中空气由口中排出，因此不必过分担心，但如果长时间嗳气，而且感到痛、臭时，有溃疡之嫌，应立即医治。通过饮水、服用抑酸药物可使胃灼热症状减轻或缓解。

为什么会发生胃灼热？对多数人来说，最常见的原因是由于进食过快或过多，但是有些人即使非常注意饮食也经常有胃灼热出现，还有一些人在进食某些特定的食物如酒、辣椒等后发生胃灼热现象，这些食物会使食管下段括约肌松弛或胃酸分泌增多，以上这两种原因都能引起胃灼热。

对于多数人，尤其是年轻人来说，胃灼热的症状虽然会很严重，但是并不经常发生，很少反复发作。然而对很多老年人来说，由于消化系统功能的减退，即使他们非常小心，胃灼热这种症状也会常常伴随着他们。天气变冷，饭菜稍凉，进食不好消化的食物都能引起老年人胃灼热的症状。

通过按摩，可以较好地治疗胃灼热、嗳气。

胃灼热、嗳气的穴位及指压方法

压中脘穴	以指压胸骨和肚脐连接线中央的中脘穴，颇具效果。一边吐气一边用拇指在此用力强压6秒钟，重复5次时，胸部的难受感就消失了。
压厉兑穴	厉兑穴位于脚第二趾外侧，使用前面的要领，用拇指和食指用力向下压，如此重复3次即可。
按摩太渊穴	取穴：两侧太渊穴。看手腕，绕着手腕的有几条明显的横纹，从手腕向手肘的方向数过来，取第二条横纹，取它与拇指对应的那一端，用手按着有点凹陷的地方，即为太渊穴。 药物：按摩或者贴白参片。 方法：在两太渊穴按摩，直到泛酸消失为止，或者直接就把白参片捣碎，把它贴于两侧太渊穴上。

【病症自我保健】
胃灼热的预防保健

胃灼热是因胃酸过多或是胃中食物向食管逆流，或是食管运动异常、食管黏膜过酸、胃内压力增强所致。一些消化疾病，如食管炎、食管溃疡、胃炎、胃溃疡等也易引起胃灼热。在用餐或吃点心之后，或是吃柑橘、栗子、糕点等酸性较强的食物时也会有胃灼热的感觉。

首先，要注意平日的饮食。

避免进食过快，同时尽量少进食或不进食某些食物，如茶、咖啡、油炸食品、糖果、辣椒、烈性酒等，少吃含淀粉多的食物，如土豆、芋头、粉丝、粉条、红薯凉粉等。

在饮食上可以多吃碱性食物，如苏打饼干、焦面包，多饮红茶。牛奶也是最适宜的食物，兼吃米粥和麦粥更佳，能达到抑酸的效果。

其次，在饭后不要马上卧床或弯腰，也不要马上开始剧烈的运动，明智的选择是饭后30分钟后进行一次轻松的散步，既可帮助消化，又可减轻胃灼热的症状。

另外，在家中准备一些抗酸药物，如碳酸钙片、氢氧化铝凝胶等，这些药物可以中和胃的胃酸，很快地消除胃灼热的症状，但是如果长期服用这些药物，会造成便秘或腹泻。

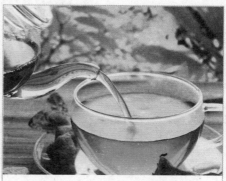
◎出现胃灼热症状时可以多吃碱性食物，如苏打饼干、焦面包，多饮红茶

呃逆的自我按摩疗法

呃逆即打嗝，指气体从胃中上逆，喉间频频作声，声音急而短促，是一种生理上常见的现象，由膈痉挛收缩引起的。

【按摩部位及取穴】内关、天突、翳风穴。

【按摩手法】捏、按、揉法。

呃逆是一个生理上常见的现象，是由膈痉挛收缩而引起的。其实膈不是分隔胸腔和腹腔的一块膜，而是一大块肌肉。它每次平稳收缩，我们的肺部便吸入一口气；它由脑部呼吸中枢控制，因此膈的肌肉会有规律地活动，我们的呼吸是可以完全自主进行的，我们也不需要时常记着怎样呼吸。呃逆时，膈肌不由自主地收缩，空气被迅速吸进肺内，两条声带之中的裂隙骤然收窄，因而引起奇怪的声响。我们并不清楚膈肌为什么会失控地自行收缩。虽然大部分呃逆现象都是短暂性的，但也有些人持续地呃逆。

呃逆常常是由于饮食过饱后引起的。引起呃逆的原因有多种，包括胃、食管功能或器质性改变，也有外界物质生化、物理刺激引起。比如进入胃内的空气过多而自口腔溢出、精神神经因素（如迷走神经兴奋、幽门痉挛）、饮食习惯不良（如进食、饮水过急）、吞咽动作过多（如口涎过多或过少时）等，而胃肠神经症、胃肠道慢性疾病引起胃蠕动减弱所致时则发病率频繁且治疗时不易改善。发生呃逆时不要心焦气躁，若因过饱过急饮食造成者，数分钟内可自动缓解，因慢性病导致者在解痉、加强胃动力治疗后也无大碍。不过不要在呃逆时服冷饮，也不要做剧烈运动。

呃逆的急救方法

采用深呼吸的方法	比如在进食时发生呃逆可以暂停进食，做几次深呼吸，往往在短时内能止住。 呃逆频繁时，可自己或请旁人用手指压迫两侧的少商穴。少商穴位于拇指甲根部桡侧面，距指甲缘约0.6厘米，在红白肉际交界处。压迫时要用一定的力量，使患者有明显酸痛感。患者自行压迫可两手交替进行。
按摩有效治呃逆	取一根细棒，一端裹上棉花（若手边无棒，可用竹筷的细端包上棉花代替），放入患者口中，用其软端按软腭正中线一点，此点的位置正好在硬、软腭交界处稍后面。一般按摩1分钟就能有效地控制呃逆。 注意事项：呃逆是由某种原因引起膈痉挛，同时由于喉内的声门没有充分打开而发生杂音，常常在吃饭过快、食物过热时产生。一般情况下，数分钟即可平息。如果持续不停地连续几天呃逆，就可能是胃、膈、心脏、肝脏疾病或者肿瘤的症状，应及时去医院进行细致的诊治。

对手部、耳部、头部按摩治疗呃逆

手部按摩疗法	对应穴位：膈反射区、内关穴。 按摩方法： （1）用拇指指腹推按膈反射区。推按时，掌根或拇指要紧贴皮肤，用力要稳，速度宜缓慢而均匀。 （2）呃逆时，用拇指指腹重力按压内关穴5～10分钟，如果依旧呃逆不止，可用牙签刺激或艾灸内关穴6～15次，呃逆自会停止。

续表

耳部按摩疗法	对应穴位：耳垂点。 按摩方法：用双手的拇指和食指紧紧捏住左右耳垂，两手同时用力将耳垂向下拉，力度以耳垂根受到刺激为宜，动作要缓慢，以免拉伤耳垂。将此动作重复多次后，就可使呃逆停止。
头部按摩疗法	对应穴位：天突穴。 按摩方法：呃逆时，将右手拇指放置于天突穴处，然后由轻渐重、由重到轻地揉按该穴0.5～1分钟，便可停止。 点压两侧翳风穴：施术者站在患者后面，双手食指按压患者两侧翳风穴，同时患者屏住呼吸30秒，然后深呼吸，此时呃逆已止。

【病症自我保健】

呃逆的紧急处理法

（1）尽量屏气，有时可止住呃逆。

（2）让呃逆者饮少量水，尤其要在呃逆的同时咽下。

（3）婴儿呃逆时，可将婴儿抱起，用指尖在婴儿的嘴边或耳边轻轻搔痒，一般至婴儿发出笑声，呃逆即可停止。

（4）如呃逆难以止住，倘无特殊不适，也可任其自然，一般一会儿就会停止。如果长时间连续呃逆，要请医生诊治。中老年人或生病者突然连续不断呃逆，可能提示有疾患或病情恶化，需引起注意。

自我治疗小妙方：

（1）干吃一匙糖。

（2）弯身喝水。

（3）憋气或吐气。

（4）憋气喝水。

（5）用力拉舌头。

（6）用水漱喉咙。

（7）吸吮碎冰块。

（8）双手抱膝压胸。

（9）冰敷膈处。

（10）咀嚼并吞咽干面包。

（11）深吸一口气，然后做5个引体向上。

（12）用两手的食指捂住耳朵，10～15秒的时间。

腹胀的自我按摩疗法

腹胀就是腹部膨隆。正常情况下小儿饭后会有腹部膨胀，饥饿时会腹部空瘪。如果腹部持续膨胀不瘪，且腹壁有张力，即可认为腹胀。

【按摩部位及取穴】合谷、肩井、建里、足三里、太冲穴。

【按摩手法】拿、点、揉、按法。

引起腹部膨隆的原因包括：消化道内积有大量气体或液体，腹腔内积有过多气体或液体，腹内有较大囊性肿物或实性肿物以及腹肌无力。

推拿按摩法

穴位按摩法	（1）拿合谷穴：取坐位，用一手的食、拇二指捏紧合谷穴，用力捏拿数十次。 （2）拿肩井穴：患者取坐位，他人用双手提拿肩部肌肉丰满处，约数十次。 （3）点建里穴：取仰卧位，他人用中指抵住建里穴，用力按压，并同时上臂发力，进行颤抖，约半分钟。 （4）揉足三里、太冲穴：取坐位，用拇指掐揉足三里、太冲穴。
一般按摩法	（1）在脐周围用手掌做同心圆轻柔按摩，由内向外，再由外向内，每次5～10分钟，一日2～3次。 （2）患者取仰卧位，双手掌重叠，以肚脐为圆心，在中腹、下腹部沿顺时针方向摩动，以腹内产生热感为宜，约2分钟。

【病症自我保健】

腹胀自我缓解法

治疗腹胀时，首先应该请医生仔细诊治，要排除糖尿病、甲状腺功能低下、肝脏疾病、胰腺疾病、小肠吸收不良、胃肠道肿瘤或梗阻等引起的腹胀，这是很重要的前提。同时，要避免焦虑、烦躁和对症状的恐惧，必要时可口服少量镇静剂。

自我缓解腹胀法

饮食调理	吃饭时细嚼缓咽，可减少嗳气的发生。不嚼口香糖、槟榔，戒烟。 　　一些人由于小肠乳糖酶缺乏，在食用牛奶、羊奶及奶制品后腹胀、腹泻，可改服酸奶或加服乳糖酶制剂。 　　避免或减少吃易产气的食物，如豆类、白菜、包菜、黑麦、椰子、无花果、桑葚、核桃、甘蔗等。这些食物中含容易产气的植物蜜糖或菜豆糖等。少喝产气饮料。增加食物中的膳食纤维含量，以加快肠蠕动，有利于排气。纯燕麦片是补充膳食纤维最好的食物。
药物调理	在餐前服用吸附气体的药物，如蒙脱石散（思密达）等，可降低肠管内气体张力，变大气泡为小气泡。二甲硅油（消胀片）疗效好，也可适量服用自主神经调节剂谷维素。 　　微生态制剂如双歧杆菌三联活菌散（培菲康）、肠乐、整肠生、米雅BM、金双歧等，可改善肠道菌群状态而减轻腹胀，但勿与抗生素、吸附药同时用，以免影响疗效。 　　停服各种抗生素，以恢复肠道内菌群间的平衡关系，有利于改善腹胀。慎用抗胆碱药物，如山莨菪碱、颠茄、阿托品等。钙通道阻滞剂（如硝苯地平等）可使腹胀加重。

痔疮的自我按摩疗法

　　痔疮是一种常见病、多发病，俗话说"十人九痔"。人体直肠末端黏膜下和肛管皮肤下静脉丛发生扩张和屈曲所形成的柔软静脉团，称为痔，又名痔疮、痔核、痔病、痔疾等。痔疮多见于经常站立者和久坐者。

　　【按摩部位及取穴】二白、合谷、二间、三间、中魁、八邪穴。

　　【按摩手法】揉、按、摩法。

　　痔疮包括内痔、外痔、混合痔，是肛门直肠底部及肛门黏膜的静脉丛发生曲张而形成一个或多个柔软的静脉团的一种慢性疾病。通常当排便时持续用力，造成此处静脉内压力反复升高，静脉就会肿大。

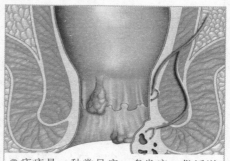

◎痔疮是一种常见病、多发病，俗话说"十人九痔"

妇女在妊娠期，由于盆腔静脉受压迫，妨碍血液循环，常会发生痔疮，许多肥胖的人也会罹患痔疮。如果患有痔疮，肛门内肿大扭曲的静脉壁就会变得很薄，因此排便时极易破裂。

不少患者在就诊时痔疮已经发展到了晚期，错过了药物治疗的最佳时机而不得不进行手术治疗。还有临床上经常碰到直肠癌患者，以为自己患的是痔疮，而延误治疗。这往往是因为患者在出现早期症状时没有及时就诊或者羞于治疗，休息后症状有所减轻就抛诸脑后，结果耽误了病情。

痔疮形成的八大原因

不好的大便习惯	如厕时看书看报、玩手机，造成大便时间延长，容易造成肛门盲肠内瘀血而引发疾病。如厕时吸烟能缓冲大脑的大便反射，极容易造成大便秘结。一些人不管大便感受是否强烈，盲目不停地猛力努挣，只能使盲肠肛门和盆底肌肉增加不必要的负担与局部瘀血，致使疾病发生和蔓延。
大便异常	腹泻和大便秘结均是痔疮的重要致病原因。大便秘结是最大的祸根，盲肠内长期滞留有毒物质不仅可引发盲肠癌，且粪便堆积，影响血液循环。用力解出干燥粪块，必然会使肛门承受较大压力，发生瘀血、肿胀、裂口等一系列病理变化。腹泻常是结肠疾病的医学体现，腹泻也能使肛门局部感染机会增多，发生肛窦炎、炎性外痔、肛周脓肿等疾病。
慢性疾病	如长期营养不良，体质虚弱，易导致肛门括约肌松弛无力。长期患慢性支气管炎、肺气肿，由咳喘造成腹压上升，盆腔瘀血。慢性肝炎、肝硬化、腹泻、结肠炎等均是肛肠疾病发生的诱因。职业性原因：长期站立或长时间坐导致痔静脉回流不畅。
遗传原因	因遗传基因的缺陷，可发生多发性结肠息肉等肛肠疾病。
饮食原因	日常生活中，饮食规律或饮食品种难免发生变化，这是很自然的。如食物质量的精粗，蔬菜种类的变化与量的增减，蛋白质、脂肪、淀粉、纤维素等含量的多少，水分摄入的多少，都能直接影响粪便成分，导致肛门盲肠疾病。长期饮酒或喜食辛辣食品的人，因酒和辛辣物可刺激消化道黏膜，造成血管扩张，结肠功能紊乱，肛肠疾病的致病率明显上升。

续表

生理原因	结肠、盲肠为运送食品残渣、存留粪便的主要器官，而食物经体内分解吸收后，残渣中常带有大量有害物质，长期滞留在结肠盲肠中，可引发肿瘤。
胚胎发育异常原因	肛门盲肠部是人体在胚胎发育过程中内胚层与外胚层相互融合而成的，如发育过程异常，可在肛门盲肠部发生许多先天性肛肠疾病，如先天性无肛症、先天性盲肠阴道瘘、先天性巨结肠等。
解剖原因	肛门静脉系和腔静脉系在盲肠下端，有许多静脉丛和吻合枝，静脉壁薄弱，对压力的抵抗力降低，盲肠黏膜下组织疏松，有利于静脉扩大曲张变形，容易形成痔。

按摩预防痔疮的方法

手部按摩	（1）穴位选择。 按摩二白、合谷、二间、三间、中魁、八邪等穴位及止血点和便秘点。也可灸合谷穴，使用较强的刺激以提高疗效。 （2）反射区选配。 揉按肛门、直肠、输尿管、膀胱、肾、腰椎、骶骨、结肠等反射区，尤其是肛门、直肠、骶骨反射区。 （3）注意事项。 痔疮出血量大时，应选择适当方法，如药物或手术止血。平常应保持大便通畅，养成良好的饮食习惯，不食辛辣食物，保持肛门的清洁，避免长时间站立或久坐，应经常做缩肛动作，促进肛周血液循环。
一般按摩法	治疗痔疮的自我按摩法，每天早、晚各1次，1个月可见效。具体方法如下： （1）睡觉前要洗肛门、会阴、痔疮和手； （2）按摩前后各做提肛动作20～30次； （3）外痔在痔疮上进行按摩，内痔在肛门和会阴穴之间进行按摩，外痔较小的用中指按摩，较大的用双指或三指按摩。需要注意的是：按摩太轻了，不起作用，太重了，患者疼痛难忍；要求做到不轻不重且有点舒服的感觉，每次按摩3～5分钟，如果在痔疮上按摩1个圆周算1次的话，为二三百次。

【病症自我保健】
痔疮患者的食疗法

（1）木耳5克，柿饼30克，将木耳泡发，柿饼切块，同时加水煮烂，每日1～2次，有益气滋阴、祛痰止血的功效，适用于痔疮出血。

（2）鲜荸荠500克，红糖90克，加水适量，煮沸1小时，饮汤吃荸荠，每日1次，有清热养阴的功效，适用于内痔。

（3）苍耳子15克，粳米100克，先煎苍耳子去渣，后入米煮粥，空腹服用，有祛风消肿的功效，适用于痔疮下血。

（4）黄鳝100克，去内脏切断，加调料水煮，食肉饮汤，有补中益气、清热解毒、祛风除湿之效，适用于肠风下血。

（5）无花果（干品）100克，猪瘦肉200克，加水适量，放入砂锅内隔水炖熟，调味即可，每日服2次，可养胃理肠、清热解毒，适用于痔疮以及慢性肠炎。

（6）丝瓜250克，瘦猪肉200克，将丝瓜切块，瘦猪肉切片，加水适量煲汤，每日2～3次，用精盐调味，有清热利肠、解暑除烦之功效，适用于内痔便血初期。

（7）鱼肚25～50克，白糖50克。加水少量，同放砂锅内隔水炖熟，每日服1次，连续服用，适用于痔疮，有补肾益精、止血消肿的功效。

（8）金针菜100克，红糖适量，同时加水煮熟去渣，每日早、晚空腹服，连服数天。适用于痔疮疼痛出血，有清热、利尿、养血、平肝之功效。

（9）桑葚100克，糯米150克，将桑葚煎煮取汁和糯米同煮成粥，每日1～2次，空腹食用，有滋补肝肾、养血之功效，适用于痔疮下血、烦热消瘦之症。

除了食疗菜谱外，痔疮患者还要注意日常中禁忌的几种食物：

（1）辣椒、胡椒、生姜：最为常用的辛温调味食品，因其辛辣助火，故痔疮患者当忌食。

（2）莼菜：患有痔疮者，应忌食之。

（3）白酒：凡患有痔疮者，无论内痔外痔，切忌饮酒。

应多吃的食物：

（1）宜常取食易于消化、质地较软的食物。

（2）力求大便通畅，宜食用富含膳食纤维的食物，如新鲜的蔬菜水果、银耳、海带等。

（3）宜摄取具有润肠作用的食物，如梨、香蕉、菠菜、蜂蜜、芝麻油及其他植物油、动物油。

（4）宜选用质地偏凉的食物，

如黄瓜、苦瓜、冬瓜、西瓜、藕、笋、芹菜、菠菜、莴苣、茭白、蕹菜、茄子、丝瓜、蘑菇、鸭蛋、鸭肉等，以免加重血热而导致便血。

慢性胃炎的自我按摩疗法

慢性胃炎是指不同病因引起的各种慢性胃黏膜炎性病变，是一种常见病，其发病率在各种胃病中居首位。

【按摩部位及取穴】中脘、内关、足三里穴。

【按摩手法】揉、按、推、扳法。

慢性胃炎常有一定程度的萎缩（黏膜丧失功能）和化生，常累及贲门，伴有G细胞丧失和胃泌素分泌减少，也可累及胃体，伴有泌酸腺的丧失，导致胃酸、胃蛋白酶和内源性因子的减少。急性胃炎后，胃黏膜病变持久不愈或反复发作，均可形成慢性胃炎。

一些人长期食用对胃黏膜有强烈刺激的饮食及药物，如浓茶、烈酒、辛辣或水杨酸盐类药物，或进食时不充分咀嚼，粗糙食物会反复损伤胃黏膜，或过度吸烟，烟草酸直接作用于胃黏膜，也容易导致慢性胃炎。

另外，研究发现慢性胃炎患者因幽门括约肌功能失调，常引起胆汁反流，这可能是一个重要的致病因素。消化性溃疡患者几乎均伴有慢性胃窦炎，可能与幽门括约肌功能失调有关。烟草中的尼古丁能使幽门括约肌松弛，故长期吸烟者可助长胆汁反流而造成胃窦炎。

慢性胃炎的产生，通常与以下因素相关。

（1）精神因素。过度的精神刺激、忧郁以及其他精神因素反复作用于大脑皮质，造成大脑皮质功能失调，导致胃壁血管的痉挛性收缩，胃黏膜发生炎症或溃疡。

（2）细菌及其毒素的作用。由于鼻、口腔、咽喉等部位感染病灶的细菌或毒素不断地被吞入胃内；或胃内缺乏胃酸，细菌易在胃内繁殖，长期作用而引起慢性胃炎。

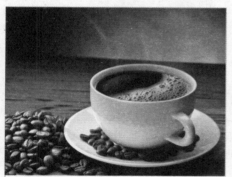
◎长期饮浓茶、酒、咖啡、过度吸烟等会引起胃炎

（3）长期食用对胃有刺激的药物、食物及进食粗糙食物或吸烟等。这些因素反复作用于胃黏膜，使其充血水肿。

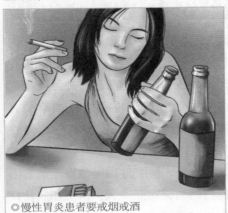
◎慢性胃炎患者要戒烟戒酒

（4）胃黏膜长期瘀血缺氧。如充血性心力衰竭或门脉高压症的病人，胃黏膜长期处于瘀血、缺氧的状态，引起营养障碍导致胃炎。

（5）急性胃炎如治疗不当，迁延不愈可转变为慢性胃炎。

（6）胃酸缺乏，细菌容易在胃内繁殖，也可造成慢性胃炎。

（7）营养缺乏，内分泌功能障碍、免疫功能异常，可引起慢性胃炎。

相比起来，老年人更容易患上慢性胃炎。老年人由于年龄增加而出现牙列缺损，食物咀嚼不充分或者未咀嚼而吞下入胃。同时，老年人味觉下降，食管、胃黏膜逐渐萎缩，蠕动力差，喜吃刺激性食物或长期饮浓茶、酒等引起炎症。再加上老年人多有慢性病，服多种药物也能产生药物性胃炎，甚至产生胃糜烂及胃出血。

总之，随着年龄的增长，免疫力在不断下降，胃黏膜退化萎缩，胃分泌功能减少，因此胃炎也是人体老化的一个象征。

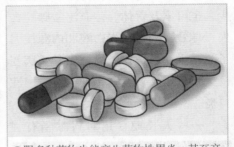
◎服多种药物也能产生药物性胃炎，甚至产生胃糜烂及胃出血

慢性胃炎的不同类别

浅表性胃炎	炎症限于胃小凹和黏膜固有层的表层。肉眼见黏膜充血、水肿，或伴有渗出物，主要见于胃窦，也可见于胃体，有时见少量糜烂及出血。镜下见膜浅层有中性粒细胞、淋巴细胞和浆细胞浸润，深层的腺体保持完整。此外，某些患者在胃窦部有较多的糜烂灶，或伴有数目较多的疣关凸起，称慢性糜烂性或疣状胃炎。

续表

萎缩性胃炎	炎症深入黏膜固有膜时影响胃腺体，使之萎缩，称萎缩性胃炎。胃黏膜层变薄，黏膜皱襞平坦或消失，可为弥漫性，也可呈局限性。镜下见胃腺体部分消失，个别者可完全消失，黏膜层、黏膜下层有淋巴细胞和浆细胞浸润。 萎缩性胃炎可发生肠腺上皮化生和假性幽门腺化生，在增生的胃小凹和肠化上皮的基础上可发生异型增生。异型增生是一种不正常黏膜，具有不典型细胞、分化不良和黏膜结构紊乱的特点，极可能是癌前病变。

治疗慢性胃炎日常按摩手法

一般按摩法	（1）揉法。 仰卧，用掌揉按腹部，以腕关节为主进行回旋动作。先用右手向右转10次，再向左转10次，再换左手，向左右各旋转10次。揉时由慢而快，再由快而慢，用力要均匀。如此反复，揉10～15分钟。 （2）按法。 用中指与食指点按腹部，由腹上部向下，再由腹下部向上点按，并注意腹腔部位有无软硬块与压痛点。 （3）推法。 用手掌上下、左右、前后推摩，靠手掌的灵敏性查明腹腔内软硬条块的部位与方向，以掌指的灵活性促使组织复位或痉挛缓解。
穴位按摩法	（1）按压中脘穴。 取仰卧位，双手四指并拢，指尖放在中脘穴上，顺着呼吸适当用力徐徐下压，约10次呼吸之后，再慢慢抬起，如此反复做2分钟。中脘穴在肚脐正中直上4寸，心口窝上边正中，即胸骨体下端到肚脐正中的1/2处。能治疗胃痛、腹胀、呃逆、呕吐、泛酸、消化不良及急慢性胃炎等症。 （2）按揉内关穴。 用拇指指腹先后按揉两侧内关穴各1～2分钟。此穴在腕横纹上2寸，掌长肌腱与桡侧腕屈肌腱之间。按摩内关穴能清包络、疏三焦、安神和胃、宽胸理气。 （3）按揉足三里穴。 用双手食指指腹同时按揉两侧足三里穴1～2分钟。此穴位于外膝眼直下3寸，约四横指的距离，离胫骨约1横指处，足三里穴是全身性保健要穴，又是足阳明胃经之合穴。按摩足三里穴可以调动并促使胃经的气血运行，能调理脾胃、调中气、和肠消滞、强身健体。

【病症自我保健】
慢性胃炎的日常养护

慢性胃炎是中老年人的常见病，其症状是上腹疼痛、食欲减退和餐后饱胀，进食不多但觉过饱。症状常因冷食、硬食、辛辣或其他刺激性食物而引发或加重。因此，生活调理对慢性胃炎患者是很重要的治疗方法。

首先要避免有害因素的侵袭，即戒烟，不饮烈酒、浓茶、咖啡等，少吃辛辣及粗糙的食物，不暴饮暴食，少服对胃肠有刺激性的药物等。

慢性胃炎患者在饮食上应做到一日三餐，每顿不可过饱，不主张多餐，以免增加胃的负担。因此应遵循下述原则：

宜少宜精：宜少指不可过饥再吃东西，且吃东西一次不可过饱，不宜极渴时饮水，饮水一次不宜过多。晚饭宜少。宜精指少吃粗糙和粗纤维多的食物，尤其消化不良的病人，要求食物要精工细做，富含营养。

宜温宜洁：宜温指胃病患者不可过食冷瓜果，也不能因畏凉食而吃热烫饮食，这对食管和胃的损伤也很大。宜洁是指有胃病的人胃抵抗力差，应防止食物被污染，并注意食用器具的卫生。

慢性胃炎食疗方

人参煨猪肚	猪肚1个，人参15克，干姜6克，葱白7根，糯米150克。将猪肚洗净，葱去须切段，糯米洗净，将食材一起放入猪肚内，用线缝合。砂锅内加水，将猪肚放入锅内，先用大火烧沸，撇去汤面上的浮泡，改用小火煮至极烂熟。 空腹温食。具有治疗胃虚寒症，胃脘冷痛，食欲不振，大便泻泄的功效。
莲子粥	莲子50克，糯米50克，红糖一匙。莲子用开水泡涨，削皮去心，倒入锅内，加水，小火先煮半小时备用。再将糯米洗净倒入锅内，加水，大火煮10分钟后倒入莲肉及汤，加糖，改用小火炖半小时即可。 做早餐或下午当点心吃。有补中燥湿、健脾暖胃、止泻敛汗、安神固精之效。适合于胃寒怕冷，遇冷则泻，睡眠不佳的患者。
桂圆石斛汤	桂圆5~10个，石斛10克，白糖少许。桂圆去壳，同石斛一起放入锅中，加水，加白糖，小火烧沸15分钟即可，不可久煮。 做点心吃。具有补脾健胃、补心益智、除烦热的功能。胃热重出现舌苔黄者，可加入洗净的竹菇6克同煮。

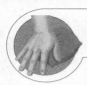

慢性胃炎的取穴与按摩

特效穴1：公孙穴

▶ 功能主治

公孙穴	本穴理脾胃、调冲脉，可治胃痛、腹痛、呕吐、腹泻、痢疾。
属足太阴脾经穴位	并治生理痛、月经不调、足踝痛、颜面浮肿、食欲不振等病症。
	胸闷、腹胀者，长期按压此穴有很好的调理保健功效。

▶标准取穴

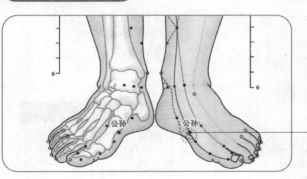

足内侧第一跖骨基底部前下缘，第一跖趾关节后1寸处。

◇ 配伍治病

胃脘胀痛：
公孙配中脘、足三里穴
呕吐、眩晕：
公孙配丰隆、膻中穴
功用：和胃祛痛、消肿止泻

▶ 取穴技巧及按摩手法

正坐，将左足跷起放在右腿上。另一侧手的食指与中指并拢，中指位于足内侧大趾的关节后，则食指所在位置即是该穴。

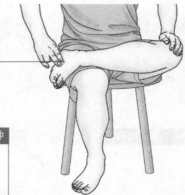

程度	指法	时间/分钟
适度		1~3

特效穴2：足三里穴

▶ 功能主治

足三里穴	能够理脾胃、调气血、补虚弱，主治一切胃病。
属足阳明胃经穴位	特别针对急慢性胃炎、胃溃疡、消化不良、胃痉挛、食欲不振，以及急慢性肠炎（消化系统之病）、便秘、四肢倦怠、麻痹或神经痛等疗效显著。
	对于胸中瘀血、乳痛、心腹胀满、脚气、眼疾、荨麻疹等病症，长期按摩此穴也会有很好的调理保健功效。

▶ 标准取穴

外膝眼

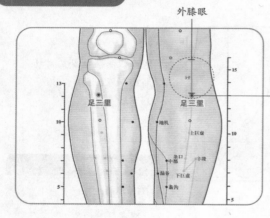

外膝眼下 3 寸，距胫骨前嵴一横指，当胫骨前肌上。

◇ 配伍治病

胃痛：
足三里配中脘、梁丘穴
呕吐：
足三里配内关穴
功用： 补气行气、调理脾胃、疏通经络、清理水湿

▶ 取穴技巧及按摩手法

正坐，屈膝90°，手心对髌骨（左手对左腿，右手对右腿），手指朝向下，无名指指端处即是该穴。

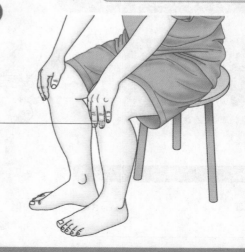

程度	指法	时间/分钟
重		1～3

胃溃疡的自我按摩疗法

溃疡病在中医上属于"胃脘痛""肝胃气痛""心痛""吞酸"等范畴。民间通常称之为"心口痛""胃气痛""胃痛""饥饱痨"等。

【按摩部位及取穴】三焦俞、膈俞、脾俞、大椎、肩井、命门穴。

【按摩手法】按、揉、压、捻转法。

胃溃疡的常见症状为上腹部疼痛，位于剑突（心窝）下或上腹部中线周围，呈烧灼性、啮咬性或饥饿性钝痛、胀痛或隐痛。但有时也仅局限于胸腔下部。疼痛发生后会持续0.5～3小时。一阵阵的疼痛时发时消，经过历时数周的间歇性疼痛后，会出现一段短暂的无痛期。

溃疡病的临床表现为，以反复发作的节律性上腹痛为特点，常伴有嗳气、泛酸、灼热、嘈杂等感觉，甚至还有恶心、呕吐、呕血、便血等症状。在胃肠局部有圆形、椭圆形慢性溃疡。

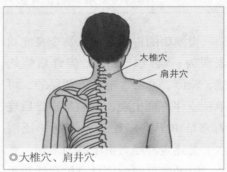

大椎穴
肩井穴

◎大椎穴、肩井穴

胃溃疡发生疼痛时的特点

慢性经过	除少数发病后就医较早的患者外，多数患者胃溃疡病程已长达几年、十几年或更长时间。
疼痛的性质与程度	胃溃疡疼痛的程度不一，其性质同样视患者的痛阈和个体差异而定。一般来说可描述为饥饿样不适感、钝痛、嗳气、压迫感、灼痛或剧痛、刺痛等。
疼痛的部位	胃溃疡疼痛多位于剑突下正中或偏左，十二指肠溃疡位于上腹正中或偏右。疼痛范围一般较局限，局部有压痛。内脏疼痛定位模糊，不能以疼痛部位确定溃疡部位。 若溃疡深达浆膜层或为穿透性溃疡时，疼痛因穿透部位不同可分别放散至胸部、左上腹、右上腹或背部。
周期性	除少数患者在第一次发作后不再复发，大多数患者均会反复发作，病程中发作期与缓解期互相交替。 胃溃疡的发作期可达数周甚至数月，缓解期可长至数月或几年。

续表

节律性	溃疡疼痛与胃酸刺激有关，临床上疼痛与饮食之间具有典型规律的节律性。胃溃疡疼痛多在餐后半小时出现，持续1~2小时，逐渐消失，直至下次进餐后重复上述规律；十二指肠溃疡疼痛多在餐后2~3小时出现，持续至下次进餐，进食或服用制酸剂后完全缓解；腹痛一般在午餐或晚餐前及晚间睡前或半夜出现，表现为空腹痛或夜间痛。 胃溃疡位于幽门管处或同时并存十二指肠溃疡时，其疼痛节律可与十二指肠溃疡相同。当疼痛节律性发生变化时，应考虑病情发展加剧，或出现并发症。

胃溃疡的胃肠道症状及全身症状表现为：嗳气、泛酸、胸骨后烧灼感、流涎、恶心、呕吐、便秘等，可单独或伴疼痛出现；泛酸及胸骨后烧灼感是由于贲门松弛，流涎（泛清水）是迷走神经兴奋增高的表现，恶心、呕吐多反映溃疡具有较高活动程度；频繁呕吐宿食，提示幽门梗阻；便秘较多见于结肠功能紊乱。部分患者有失眠、多汗等自主神经功能紊乱症状。需要注意的是，胃溃疡在活动期可有上腹部压痛，缓解期无明显体征。

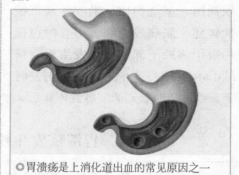

◎胃溃疡是上消化道出血的常见原因之一

胃溃疡伴有的不同并发症

出血	胃溃疡是上消化道出血的常见原因之一。出血是由于血管受到溃疡的侵蚀、破裂所致。毛细血管受损时，仅在大便检查时，发现隐血；较大血管受损时，出现黑便、呕血。一般出血前症状加重，出血后上腹部疼痛减轻或消失。
穿孔	溃疡深达浆膜层时可发生急性胃穿孔，内容物溢入腹腔，导致急性弥漫性腹膜炎。穿孔的表现为：突然上腹部剧痛、恶心、呕吐、腹部呈板样，有明显压痛及反跳痛，肝浊音界及肠鸣音消失，腹部透视见膈下游离气体，部分患者呈休克状态。

续表

幽门梗阻	幽门溃疡可致幽门括约肌痉挛，溃疡周围组织充血水肿，妨碍幽门过道的通畅，造成暂时幽门梗阻。在溃疡愈合后，因瘢痕形成或周围组织粘连引起持久性的器质性幽门狭窄。其表现为：胃排空时间延长，上腹疼痛，胀满不适，餐后加重，常伴有胃蠕动波、蠕动音、震水音；后期无蠕动波但可见扩大的胃型轮廓，往往大量呕吐，吐后上述症状减轻或缓解，呕吐物常为隔宿食物，味酸臭。

引发胃溃疡疼痛的因素

遗传因素	胃溃疡有时有家族史，尤其儿童溃疡患者有家族史者可占25%～60%。另外A型血的人比其他血型的人易患此病。
化学因素	长期饮酒或长期服用阿司匹林、皮质类固醇等药物易致此病，此外长期吸烟和饮用浓茶也与胃溃疡有一定关系。
生活因素	溃疡病患者在有些职业如驾驶员和医生等人当中似乎更为多见，可能与饮食欠规律有关。工作过于劳累也可诱发本病发生。
精神因素	精神紧张或忧虑，多愁善感，脑力劳动过多也是本病诱发因素。可能因迷走神经兴奋，胃酸分泌过多而引起。

另外，小儿患胃溃疡的病因多为饮食习惯不好，饥饱不均，生活不规律；早餐过分马虎或狼吞虎咽，或根本不进早餐；过食冷饮和零食；过度疲劳，精神紧张；得了胃炎没有坚持治疗，由慢性胃炎或胃窦炎发展成溃疡病。

在治疗胃溃疡时，除了使用药物外，也可以通过胃溃疡按摩疗法进行辅助治疗，按摩可缓解胃溃疡病人的腹胀、胃痛、呕吐等症状。

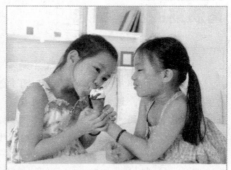

◎过食冷饮和零食是小儿患胃溃疡的病因之一

胃溃疡按摩疗法

消除腹胀按摩法	按摩穴位：三焦俞、膈俞、肝俞、胃俞、脾俞、大椎、肩井、命门、肾俞穴。 按摩方法：按摩者将双手掌重叠，然后分别对病人的膈俞和三焦俞穴进行按揉，也可用双掌根或双拇指交替按压病人的膈俞至三焦俞穴一段的膀胱经内侧线。 用单手掌根部用力按揉病人的肝俞、脾俞和胃俞穴，并依赖腕关节做手掌晃拨动作，以刺激这三个穴位。 用双手拇指和食指沿病人的督脉自上而下反复提拿其大椎和命门穴。 用食指、拇指、中指和掌根分别捏拿病人双侧的肩井至肾俞穴之间的腰背肌，同时可做适当的捻转动作。
消除疼痛按摩法	按摩穴位：中脘、气海、天枢、足三里穴。 按摩方法：让病人仰卧，按摩者坐在病人身体的右侧，先用一指禅推法或大鱼际揉法，自病人的剑突下至中脘穴向左沿着肋弓推按，往返按摩5~10遍，然后按揉其中脘、气海、天枢等穴，同时配合按揉病人的足三里穴。最后用手掌轻拍病人的胃脘部3~5分钟。

【病症自我保健】

胃溃疡的日常禁忌

忌饮茶	对健康人来说，饮茶是有益的，但对溃疡病患者，饮茶则有害无益。茶作用于胃黏膜后，可促使胃酸分泌增多，尤其是对十二指肠溃疡患者，这种作用更为明显。胃酸分泌过多，便抵消了抗酸药物的疗效，不利于溃疡的愈合。因此，为了促进溃疡面的愈合，奉劝溃疡病患者最好不饮茶，特别是要禁饮浓茶。
忌饮牛奶	牛奶鲜美可口、营养丰富，曾被认为是胃和十二指肠溃疡病人的理想饮料。但更新的科研证明，溃疡病人饮牛奶可使病情加剧。 牛奶和啤酒一样，可以引起胃酸的大量分泌。牛奶刚入胃时，能稀释胃酸的浓度，缓和胃酸对胃、十二指肠溃疡刺激，可使上腹不适得到暂时缓解。但过片刻后，牛奶又成了胃黏膜的刺激因素，从而产生更多的胃酸，使病情进一步恶化。因此，溃疡病患者不宜饮牛奶。

胃溃疡患者的自我保健

坚持长期服药	胃溃疡是慢性病，且易复发，要使其完全愈合，必须坚持长期服药。切不可症状稍有好转，便骤然停药，也不可朝三暮四，服用某种药刚过几天，见病状未改善，又换另一种药。 一般来说，一个疗程要服药4～6周，疼痛缓解后还得巩固治疗1～3个月，甚至更长时间。
避免精神紧张	胃溃疡是一种典型的身心疾病，心理因素对胃溃疡影响很大。精神紧张、情绪激动，或过分忧虑对大脑皮质产生不良的刺激，使得丘脑下中枢的调节作用减弱或丧失，引起自主神经功能紊乱，不利于食物的消化和溃疡的愈合。保持轻松愉快的心境，是治愈胃溃疡的关键。
讲究生活规律，注意气候变化	胃溃疡病人生活要有一定规律，不可过分疲劳，劳累过度不但会影响食物的消化，还会妨碍溃疡的愈合。溃疡病人一定要注意休息，生活起居要有规律。溃疡病发作与气候变化有一定的关系，因此溃疡病人必须注意气候变化，根据节气冷暖及时添减衣物。
注意饮食卫生	不注意饮食卫生、偏食、挑食、饥饱失度或过量进食冷饮冷食，或嗜好辣椒、浓茶、咖啡等刺激性食物，均可导致胃肠消化功能紊乱，不利于溃疡的愈合。注意饮食卫生，做到一日三餐定时定量，饥饱适中，细嚼慢咽，是促进溃疡愈合的良好习惯。
避免服用对胃黏膜有损害的药物	一些药物，如阿司匹林、地塞米松、泼尼松、吲哚美辛（消炎痛）等，对胃黏膜有刺激作用，可加重胃溃疡的病情，应尽量避免使用。 如果因疾病必须服用，或向医生说明，改用他药，或遵医嘱，配合其他辅助药物，或在饭后服用，减少对胃的刺激。
消除细菌感染病因	以往认为胃溃疡与胃液消化作用和神经内分泌功能失调有关，因而传统疗法是制酸、解痛、止痛。近年据有关研究发现，有些胃溃疡是由细菌感染引起的，最常见的是幽门螺杆菌。这类病人必须采用抗生素治疗。

胃痉挛的自我按摩疗法

胃痉挛就是胃部肌肉抽搐，主要表现为上腹痛、呕吐等。胃痉挛本身是一种症状，不是疾病，胃痉挛是神经性的腹部及胸部激痛。

【按摩部位及取穴】梁丘穴。

【按摩手法】指压法。

胃痉挛的发生与胃病本身有关，如溃疡、胃炎、胆汁反流、饮食因素、受寒等。由于胃痉挛本身只是一种症状，不是疾病，所以当胃痉挛发生时，病人需要对症解痉止痛止呕。

胃痉挛最常见的原因是食物的刺激，如冷热、辛辣刺激；精神因素对胃痉挛也有很大影响，有的人一生气就胃痛。同时胃痉挛还与食物不卫生、细菌感染有关。

当出现胃痉挛的时候，要让病人平静下来，最好在床上平躺，再热敷胃部。平躺的目的是放松，利用生物机体的自身作用，让痉挛慢慢消失，临床上叫作解痉挛。同时，通过穴位及刺激方法，可以较好地治疗胃痉挛。

胃痉挛的自我按摩法

穴位	梁丘穴在膝盖骨附近。脚用力伸直，膝盖骨的外侧（小脚趾方向）会出现细长肌肉的凹陷。朝着大腿用力压这个凹陷的上方，应会有震动感，这就是梁丘穴。
方法	以指压刺激此穴，朝大腿方向加压时，震动较强，可用拇指用力地压。微弱的刺激无法止住突然发生的心窝疼痛。这种方法的要诀是：用感到痛的力道用力加压。每次压20秒，休息5秒再继续。如此重复几次，疼痛便会渐渐消退。

【病症自我保健】
胃痉挛的预防措施

胃痉挛与体质和饮食等因素有关，应注意调整。体质较差，饮食不规律者更易出现。需要特别注意的是，无论年龄、体质如何的胃痉挛患者，都特别要注意别大量进食生冷食物。

老年人预防胃痉挛忌食的食物

忌喝大量冰凉的饮料	温度相差太大会强烈刺激胃肠道，导致突发性挛缩。
忌空腹吃菠萝	菠萝里含有强酵素，空腹吃会伤胃，其营养成分必须在吃完饭后才能更好地被吸收。

慢性肝炎的自我按摩疗法

急性乙型肝炎、急性丙型肝炎久治不愈，病程超过半年，即转为慢性肝炎。

【按摩部位及取穴】大椎、内关、外关、足三里穴。

【按摩手法】按、压、揉、捏法。

慢性肝炎多是从急性病毒性肝炎转变而来的，机体自身免疫功能紊乱，长期应用损害肝脏药物及机体对药物过敏，酗酒以及某种酶的缺乏，代谢紊乱等均可导致本病的发生。

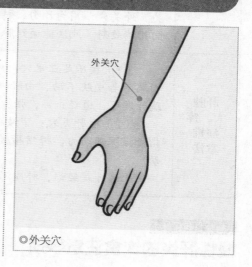

外关穴

◎外关穴

慢性肝炎四大临床症状

纳呆	慢性肝炎的症状常见食欲不振，或不思饮食，或纳食无味，或食后胃脘呆滞，厌恶油腻，胸脘满闷，舌苔白腻，脉弦缓。
疲倦	慢性肝炎症状的特点是四肢无力，全身疲乏困倦，懒动思睡，精神不振，食欲少思，舌苔薄白，脉虚弱。

续表

胁痛	胁为肝之分野，邪在肝，则胁痛，疼痛常因情志变动而增减，嗳气脘闷，饮食减少，舌苔薄白，脉象多弦。
腹胀	腹胀是最常见的肝炎症状，临床表现为胃脘痞闷，肚腹发胀，饮食少思，肢体酸软，舌苔白腻，脉弦缓。

治疗慢性肝炎的自我按摩法

低热推拿法	（1）捏大椎穴：坐位，头略前倾，拇指和食指相对用力，捏起大椎穴处皮肤，做间断捏揉动作。此法能疏通经络、祛风散寒、扶正祛邪。 （2）掐内、外关穴：以一手拇指、食指相对分别按压内关、外关穴，用力均匀，持续5分钟，使局部有酸重感，有时可向指端放射。此法能通经脉、调血气，气调则低热止。
肝肿大、疼痛推拿法	（1）按压足三里穴：以拇指或食指端按压双侧足三里穴。指端附着皮肤不动，由轻渐重，连续均匀地用力按压。此法能疏肝理气，通经止痛，强身定神。 （2）揉肝炎穴：下肢膝关节屈曲外展，拇指伸直，其余四指紧握踝部助力，拇指指腹于内踝上2寸之肝炎穴处进行圆形揉动。 此法可疏经络，补虚泻实，行气止痛。

【病症自我保健】
慢性肝炎的饮食注意事项

患者多食蔬菜、水果，以补充足够的维生素和纤维素，有助于促进消化功能。肝脏功能减退时常常影响脂肪代谢，所以很多慢性肝炎患者合并有肝炎后脂肪肝。因此，饮食要低脂肪、低糖(过多的糖进入人体内易转化为脂肪)、高蛋白。高蛋白饮食要包括植物和动物蛋白，如豆制品、牛肉、鸡肉、鱼肉等，动植物蛋白质要合理搭配。摄入蛋白质在消化后被分解为氨基酸才能吸收，然后在肝脏制

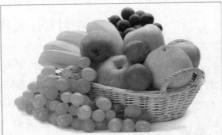

◎患者多食蔬菜、水果，以补充足够的维生素和纤维素，有助于促进消化功能

造成人类最重要的肌肉和血液成分的蛋白质。有8种氨基酸不能在人体内合成，一定要由外源供给。当动植物蛋白质每天各半搭配、均衡提供时，可弥补各自的不足，明显增加蛋白质的利用率。适量的植物蛋白质能抑制动物性脂肪量，减少对动脉硬化的影响，保证必需氨基酸的充分吸收利用。挑食对肝病患者的康复是不利的。

食量要适当：

肝病时消化功能减弱，进食过饱常导致消化不良，也会加重肝脏负担。吃饭八分饱最好，暴饮暴食对肝脏、胃肠功能都不利。

饮食清淡：

炒菜应清淡，少放油，少食生冷、刺激性食物，戒烟戒酒。

合理应用中药补药：

肝炎患者不提倡过分服用补药，正常饮食即可提供足够的营养。服用补药最好征求医生的意见，盲目进食补药没有益处。

失代偿期肝硬化患者的饮食中蛋白质含量不宜过高，因为蛋白质易在肠道被细菌分解产生氨气，而氨气是导致肝昏迷的重要因素之一。急性肝炎或重症肝炎恢复期的病人要低糖饮食，否则易发生脂肪肝。

肝炎及康复期患者应选用哪些食物以补充糖、脂肪和蛋白质呢？

五谷杂粮等含淀粉类食物以及水果、蜂蜜等能供给糖，有补充日常所需热量、增进肝脏解毒功能的功效。芝麻、花生、大豆、菜籽、玉米、葵花子、椰子等食物及植物油、蛋黄、牛奶等，可为肝炎患者提供脂肪酸，补充热量，帮助脂溶性维生素的吸收。鱼、虾、贝类，牛、羊、猪的瘦肉，禽蛋等可补充蛋白质的食物都能促进肝细胞的修复和再生，补充机体代谢消耗，提供一定热量。

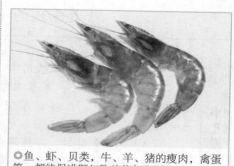

◎鱼、虾、贝类，牛、羊、猪的瘦肉，禽蛋等，都能促进肝细胞的修复和再生

慢性痢疾的自我按摩疗法

痢疾是由痢疾杆菌引起的肠道传染病，临床主要以腹痛、里急后重、泻下脓血便、便次频为主要特征。凡病程超过两个月者，称为慢性痢疾，多数是因轻型痢疾治疗不彻底或患有营养不良、佝偻病、贫血、寄生虫等

所致。

【按摩部位及取穴】曲池、手三里、合谷、中脘、大巨、天枢、三阴交、筑宾、阳陵泉穴。

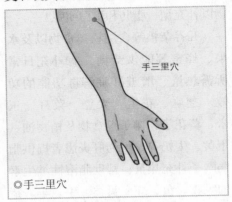

手三里穴

◎手三里穴

【按摩手法】按、揉、推、摩、压法。

这种类型的患者多无高热，有时可

出现腹痛、腹泻、呕吐和低热，大便每日3～5次，可有正常便、黏液便和脓血便交替出现。患慢性痢疾的患者因长期营养不良，抵抗力差，易合并其他细菌感染，如肺炎、结核等。本病一年四季均可发生，但以夏秋季多见。

痢疾的传染途径是粪便、手、口，即痢疾病人排出的大便中存在着大量的痢疾杆菌，可以通过污染水源引起大流行，也可以通过苍蝇、蟑螂等污染食物，还可以通过病人用过的餐具、玩具、工具等传染给健康人。无论是通过什么途径，只要痢疾杆菌进入人体消化道，就有可能在肠道内大量繁殖，经数小时，甚至7天左右的潜伏期引起痢疾。

小儿痢疾的不同按摩手法

小儿慢性痢疾按摩方法一	1.常用手法 （1）患儿仰卧，家长用掌心对准中脘穴顺时针摩动1分钟。 （2）患儿仰卧，家长双掌相叠，掌心对准脐部，轻轻按压并施震颤法1分钟，然后双掌突然提起，如此一按一松，反复操作5～10遍。 （3）患儿俯卧位，按揉脾俞、胃俞、大肠俞穴各1分钟。 （4）按揉天枢、足三里穴各1分钟。 2.随症加减 （1）湿热痢：是痢疾最多见者，症见腹部疼痛、里急后重、下痢脓血、发热、口渴不欲饮、小便短赤、纳呆、舌质红、苔黄腻。常用手法加：第一，清大肠、退六腑各300次，清小肠200次，推下七节骨300次；第二，按揉阳陵泉、三阴交穴各20次。 （2）寒湿痢：症见下痢黏滞夹带白冻，畏寒喜暖，四肢欠温，腹痛肠鸣，肢体酸痛，食少神疲，舌质淡，苔薄白。常用手法加：第一，补脾经300次，补大肠100次；第二，按揉上巨虚、曲池、合谷穴各1分钟。

续表

小儿慢性痢疾按摩方法二	1.常用手法 （1）摩腹：患儿仰卧，家长单掌置其脐下做顺、逆时针摩腹2~5分钟。 （2）推背：患儿俯卧，家长单掌以掌根从患儿腰骶部向上直推至背部，以透热为度。 （3）点穴：按揉足三里穴3分钟，按揉脾俞、胃俞、大肠俞、天枢穴各1分钟。 2.随症加减 （1）高热者推天河水500次，退六腑300次。 （2）昏迷抽风者掐人中、小天心、十王穴，交替操作直至清醒。 （3）久痢体虚揉止痢穴10次，揉二人上马穴30次，补脾经300次。

慢性痢疾自我按摩具体手法

用按摩棒按揉曲池、手三里、合谷穴，注意按压时力度要适中，每穴每次各5分钟。	用单手手掌推摩下腹部，顺时针、逆时针方向各10圈，至感觉温热为宜。
用双手拇指指腹按揉中脘、大巨、天枢穴，注意按压时力度要稍轻，每穴每次各2分钟。	用拇指指腹按压三阴交、筑宾、阳陵泉穴，注意按压时用力要稍重，每穴每次各1分钟，至感觉酸胀为宜。

【病症自我保健】
慢性痢疾食疗法

慢性痢疾食疗方

香连猪大肠	原料：猪大肠90克，黄连、木香末各30克，米醋适量。 做法：将黄连、木香末填入洗净的大肠内，扎紧两头，放入砂锅，加米醋适量，煮至肠熟烂为度。 功效：清热化湿，调气止血。 用法：上量分3次，空腹食之。
止痢速效茶	原料：细茶9克，槟榔9克。 做法：细茶用精盐同炒，去精盐，将茶叶与槟榔加水煎汤。 功效：去壅滞，除湿热，止痢疾。 用法：每日1~2剂，代茶温服。

续表

漏芦煮鸡蛋	原料：漏芦500克，鸡蛋1个，红糖（或白糖）20克。 做法：漏芦加水煮沸5分钟后，放入鸡蛋，蛋熟将壳敲碎再稍煮。 功效：清热解毒，止痢。 用法：每日1次，熟鸡蛋蘸糖，赤痢用红糖，白痢用白糖。连用3～5日。
马齿苋炒鸡蛋	原料：马齿苋30克，鸡蛋2个。 做法：马齿苋切碎，鸡蛋打散，加少量精盐，倒入烧热的油锅烹炒，蛋熟即可。 功效：清热解毒，凉血止痢。 用法：佐餐食用，连用3～5日。
马齿苋粥	原料：马齿苋50克，薏米50克。 做法：马齿苋切碎，薏米淘净，二者加适量清水煮粥，粥成调味。 功效：清热解毒，调气行血。 用法：每日1～2次，连服3～5日。
绿茶蜜饮	原料：绿茶5克，蜂蜜适量。 做法：绿茶放入杯中，以沸水冲泡，加盖泡5分钟再调入蜂蜜。 功效：清热生津，止痢消食。 用法：每日3～4次，趁热顿服。
皮蛋	原料：松花蛋1个，红糖适量。 做法：把松花蛋剥开，蘸糖食用。 功效：滋阴清热，止痢。 用法：每日1～2次，空腹食用。
干贝烧冬苋菜	原料：冬苋菜750克，干贝100克，奶汤500毫升。 做法：冬苋菜取带叶嫩梗尖，去梗皮，洗净，用开水烫熟，捞出用凉水冲凉，干贝用水发好。锅内放100克猪油烧热，下冬苋菜稍煸，加奶汤、干贝、精盐、料酒、味精、胡椒粉，烧入味，取出冬苋菜，整齐码放盘中。锅内汤汁勾芡，淋少量鸡油，浇在菜上即成。 功效：滋阴补肾，调中下气。 用法：佐餐食用。

续表

桃花粥	原料：赤石脂24克，干姜6克，粳米30克。 做法：赤石脂打碎，与姜同入砂锅中，加水适量，煎取汁50毫升，去渣澄清。粳米煮粥，粥成时兑入药汁，煮沸即成。 功效：温中养胃，涩肠止泻。 用法：温热空腹食之，1次食尽。

慢性肠炎的自我按摩疗法

慢性结肠炎又称慢性非特异性溃疡性结肠炎，病变主要累及直肠和乙状结肠，也可涉及降结肠和整个结肠，病理改变常局限于黏膜和黏膜下层。

【按摩部位及取穴】合谷、三间、后溪、少府、四缝、中魁、涌泉穴。

【按摩手法】揉、推、敲、按法。

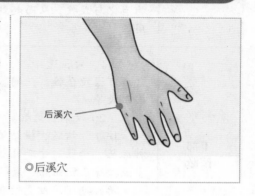

后溪穴

◎后溪穴

慢性肠炎的症状

消化道症状	间断性腹部隐痛、腹胀、腹泻为本病主要表现。遇冷、进油腻之物或遇情绪波动，或劳累后尤为显著。大便次数增加，日行几次或数十余次，肛门下坠，大便不爽。慢性肠炎急性发作时，可见高热、腹部绞痛、恶心呕吐、大便急迫如水或黏冻血便。
全身症状	呈慢性消耗症状，面色不华，精神不振，少气懒言，四肢乏力，喜温怕冷。如在急性炎症期，除发热外，见失水、酸中毒或休克出血表现。
体征方面	长期腹部不适或小腹部隐隐作痛，查体可见腹部、脐周或小腹部为主，有轻度压痛、肠鸣音亢进、脱肛。

慢性肠炎自我按摩法

推腹法	用掌或拳头由胸部向下腹推，按下去的力度合适就行，有痛或包块的感觉时，稍微用些力，以能适应为度。
揉腹法	两手重叠，以肚脐为中心，先按顺时针方向按揉腹部100下，再按逆时针方向按揉腹部100下。每天早、晚各按揉1次。肚脐周围有肓俞、神阙、气海、关元、中脘等要穴。 揉腹可使气血通畅，强健腹肌，增强胃肠功能，促进食物消化与吸收，从而起到防治腹泻、便秘、腹痛等病症的作用。
手部按摩	（1）穴位选择。 可揉按合谷、三间、后溪、少府、四缝、中魁、通便、安眠穴等。 （2）反射区选配。 按摩升结肠、横结肠、降结肠、乙状结肠、直肠、腹腔神经丛、小肠、十二指肠、胃脾大肠区、肾上腺等反射区，重点按摩乙状结肠、直肠、腹腔神经丛反射区。 治疗期间应注意饮食调养及休息，避免情绪过度紧张及外感风寒，忌食生冷及刺激性食物。另外，本病需与痢疾（细菌性或阿米巴性）相鉴别，属后者应以药物治疗为主，辅以手部按摩。
敲打、按摩足三里、涌泉穴	先用保健锤对足三里和涌泉穴进行敲打，每个穴位各敲打150下；然后用拇指分别按压2个穴位各100下。每天早晚各按压1次。

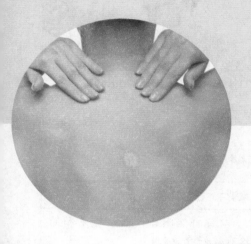

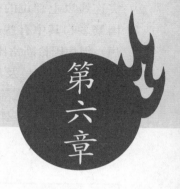

第六章

神经系统疾病的
自我按摩疗法

●偏头痛、神经衰弱、晕车以及偏瘫等，都属于神经系统的疾病。神经系统对人体有着重要的作用，神经系统的好坏决定着我们健康与否。神经系统疾病可以发生在任何年龄段，中老年人尤为常见。阿尔茨海默病、偏瘫、中风等，都给患者及其家人带来了巨大的痛苦。

神经性头痛的自我按摩疗法

神经性头痛是临床上常见的症状之一，通常是指局限于头颅上半部，包括眉弓、耳轮上缘和枕外隆突连线以上部位的疼痛。头痛的原因繁多，其中有些是严重的致命疾患，但病因诊断常比较困难。

【按摩部位及取穴】太阳、风池、合谷、印堂穴等。

【按摩手法】揉、拿、抹法等。

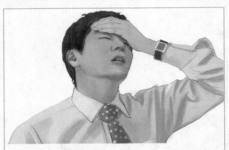

◎神经性疼痛指局限于头颅上半部，包括眉弓、耳轮上缘和枕外隆突连线以上部位的疼痛

神经性头痛的自我按摩疗法

准备动作	患者正坐于椅上，含胸拔背，气息调和。
揉太阳穴	将双手掌根贴于太阳穴，双目自然闭合，做轻缓平和的揉动30次。此法对各型头痛均有较好疗效。
拿风池穴	用拇指与食指、中指相对捏住颈后肌肉近发际处，手法采用一上一下、一紧一松按摩，以颈部感到酸胀为度，次数自定，不强求一律，左右手可以交替进行，本法能改善脑部血液循环，增加脑组织血液供应。
浴全头穴	头部有上星、头维、百会等穴，经常浴头部各穴有健脑之功效。操作时将两手五指分开，由前发际分别向后发际抹动，如用食指梳头状，手法轻重由个人自行掌握，一般以局部感到热、舒适、头皮无痛感为度，次数根据病情而定。
拿合谷穴	合谷位于拇指和食指之间肌肉丰厚处。手法以拿捏、点按此穴有明显酸胀感为度，每次10～15遍，每日2～3次。本法俗称"拿虎口"。如能经常拿捏、点按此穴，具有清利头目、缓解各型头痛的作用。
抹印堂穴	将两手食指屈曲，拇指按在太阳穴上，以食指内侧屈曲面由正中印堂穴（两眉之间）沿眉毛两侧分抹，双目自然闭合。手法以轻中有重为宜，每次做30遍以上，每日2次，抹后感觉头清目爽，具有清除头晕目眩、减轻头痛之功效。

神经性头痛食疗法

神经性头痛食疗方

风寒头痛症状	头痛时常发作，风吹遇寒辄发，痛连颈背，舌苔白润。同时伴有恶风寒，发热轻，口不渴等症。 　　治疗：用葱30克、淡豆豉15克、黄酒50毫升，将淡豆豉放入锅内加1碗水，煎煮15分钟；再把葱切段放入，煮5分钟；最后把酒冲入，立即起锅，趁热服下，出微汗即停服。
风湿头痛症状	头痛如裹，肢体困重。兼有胸闷，小便不利，大便稀，舌苔白腻。 　　治疗：用鲜藿香10克、鲜芦根（剪成段）25克，煎水饮。
肝阳上亢所致头痛症状	头痛目眩，心烦易怒，面红目赤，口苦，舌红苔黄。 　　治疗：用芹菜400克，水发香菇50克，干淀粉、菜油、调料各适量。芹菜要去叶、根，洗净切段，盐渍10分钟，清水漂洗，沥干；香菇切片；淀粉、醋、味精加水50毫升调成芡汁待用；炒锅内菜油烧至冒烟无泡沫，放入芹菜煸炒2～3分钟，放入香菇片，迅速炒匀，加酱油，炒1分钟，淋入芡汁，速炒起锅食用。
风热头痛症状	头目胀痛，甚则如裂。兼有面红耳赤，口渴，发热或恶风，尿黄或便秘，舌苔薄黄。 　　治疗：用蔓荆子（研为粗末）90克浸泡于500毫升酒中，7天后使用，每天3次，每次服10～20毫升（温服为佳）。

偏头痛的自我按摩疗法

　　偏头痛，指的是头的额、颞、眼眶部局限于一侧的疼痛，可为剧烈的跳痛、胀裂痛等，可持续数小时甚至一两天。

　　【按摩部位及取穴】太阳、头维、大敦、风池穴等。

　　【按摩手法】揉、划、搓、掐法等。

　　该病常由于疲劳、紧张、情绪激动、睡眠欠佳等而诱发，发作前多有嗜睡、精神不振、视力模糊、怕光或肢体感觉异常等先兆症状。发作时，多伴有恶心、呕吐、腹胀、腹泻、多汗、心率加快等。作为反复发作的一种搏动性头痛，偏头痛属众多头痛类型中的"大户"。

偏头痛发作前常有闪光、视物模糊、肢体麻木等先兆，同时可伴有神经、精神功能障碍。它是一种可逐步恶化的疾病，发病频率通常越来越高。

偏头痛发生时，数分钟至1小时会出现一侧头部一跳一跳的疼痛，并逐渐加剧，直到出现恶心、呕吐后，感觉才会有所好转，在安静、黑暗环境内或睡眠后头痛缓解。

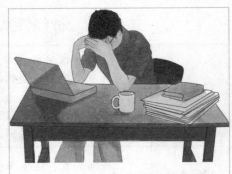

◎偏头痛常因疲劳、紧张、情绪激动、睡眠欠佳等而诱发

偏头痛分类

典型性偏头痛	多数病人呈周期性发作，女性多见。发病前大部分病人可出现视物模糊、闪光、幻视、盲点、眼涨、情绪不稳等症状，几乎所有病人都怕光，数分钟后即出现一侧性头痛，大多数以头前部、颞部、眼眶周围、太阳穴等部位为主。可局限于某一部位，也可扩延至整个半侧，头痛剧烈时可有血管搏动感或眼球跳出感。疼痛一般在1～2小时达到高峰，可持续4～6小时或十几小时，重者可达数天，病人头痛难忍十分痛苦。
普通型偏头痛	普通型占80%，比较常见，发病前没有明显的先兆症状，也有部分病人在发病前有精神障碍、疲劳、打哈欠、食欲不振、全身不适等表现，女性月经来潮、饮酒、饥饿时也可诱发疼痛。头痛多呈缓慢加重，疼痛部位可为一侧或双侧，也有的为整个头部，疼痛的程度也较典型性偏头痛轻。
丛集性偏头痛	其特点是没有先兆症状，每次发作的时间大致相同。头痛常突然开始，持续30～120分钟，在一天内可发生多次，临床表现可出现眼眶发胀、流泪、眼结膜充血、鼻塞、出汗、痛侧颜面部烧灼感等，典型病例可见头皮血管增粗、弯曲等。 偏头痛还包括家族偏瘫性偏头痛、腹痛性偏头痛、神经精神性偏头痛、基底动脉性偏头痛、视网膜性偏头痛、月经期偏头痛。

偏头痛的自我按摩疗法

穴位按摩法	（1）划侧头。 患者取坐位，微屈手指，用四个手指由病侧的头维穴始，到风池穴止，用力划侧头，以侧头有热感为宜，约2分钟。 （2）搓头维。 患者取坐位，双手食指分别抵住双头维穴，在0.5厘米的距离内进行搓动，以局部有热感为宜，约1分钟。 （3）掐大敦。 患者取坐位，将一腿搭于另一腿上，用拇指端掐揉大敦穴（足部拇指末节外侧趾背上，当外侧趾根与趾关节间），约1分钟。
偏头痛风池穴按摩法	穴位：风池穴。风池穴在头部后边。 按摩方法： （1）自我按摩。 首先，用自己的两个拇指放在风池穴上，其余指放在头部。 其次，用拇指用力向下压，不放，坚持停留10~20秒的时间。这样重复3次。 最后，用拇指揉风池穴，时间自己掌握，揉一会儿就可以。 （2）他人按摩法。 首先，按摩人的拇指放在被按摩人的一边风池穴上，食指和中指放在另一边风池穴上，另外一只手放在被按摩人的头部。放在风池穴上的手指向上用力，放在头顶的手向下用力，坚持停留10~20秒。这样重复3次。 其次，用拇指和食指与中指揉被按摩人的风池穴。 最后，用拇指和其余四指从风池穴的位置向下捏，方向是从上到下，可以连续拿捏8次。

头晕的自我按摩疗法

头晕是一种常见的脑部功能性障碍，也是临床常见的症状之一。为头昏、头涨、头重脚轻、脑内摇晃、眼花等的感觉。

【按摩部位及取穴】百会、风池、天柱、完骨、神门、交感、太阳穴等，以及枕部、头部心脏反射区。

【按摩手法】按、揉、点法。

头晕可由多种原因引起，最常见于发热性疾病、高血压病、脑动脉硬化、颅脑外伤综合征、神经症等。此外，还见于贫血、心律失常、心力衰竭、低血压、药物中毒、尿毒症、哮喘等。抑郁症早期也常头晕。头晕可单独出现，但常与头痛并发。头晕伴有平衡觉障碍或空间觉定向障碍时，患者感到外周环境或自身在旋转、移动或摇晃，称为头晕。

头晕自疗保健法要按反射区——大脑、小脑、三叉神经、额窦、耳朵、内耳迷路、泌尿系统。

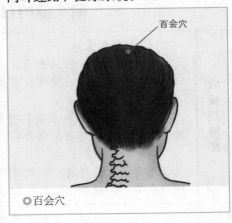

◎百会穴

头晕的按摩疗法及注意事项

头晕保健自疗加强按摩部位	（1）小脑（反射区有交叉）：双脚拇指腹有两条横纹线的中间都是小脑反射区，刚好与颈项相邻。按摩时方向要从外往内按后再由内往外按压。 （2）大脑（反射区有交叉）：双脚拇指整个趾腹都是。按摩方向是从上面往下按摩。 （3）三叉神经（反射区有交叉）：双脚拇指外侧骨缘下方的肌肉。按摩方向是由下往上按摩。 （4）额窦（反射区有交叉）：在双脚两个脚拇指末端处，刚好在脚指甲下方。按摩方向是由下往上按摩。 （5）内耳迷路：位于双脚脚背的脚小趾下方，脚掌第一骨头边缘处，触摸时有颗粒微凸感觉。找到微凸的小颗粒，用手按住后定点揉按。 （6）耳朵（反射区有交叉）：在双脚脚底的四、五趾与脚掌相交处下方的肌肉处。按摩时要由上往下压住后，往内侧按摩。
注意细节	（1）积极参加体育锻炼。体质差者可提高身体素质，体胖者可增强气血运行，加速排泄水湿痰饮。 （2）饮食宜素、净和容易消化。不宜食用烟、酒、浓茶、咖啡、韭菜、辣椒、大蒜等刺激性食物。 （3）冬瓜、萝卜、芋头、慈姑、荸荠、小豆、薏米具有化痰结、利水湿的作用，可以选作辅助治疗。

头晕食疗法

头晕是疾病最常见的症状之一，

许多因素均会导致头晕。常见的头晕有两种，一是血管性头晕；一是耳性眩晕。治疗头晕宜以补益气血、滋养肝肾、化痰和中为主。

头晕食疗方

山药杞子炖猪脑	山药50克、枸杞子12克、猪脑1个，共炖食。
天麻煲鸡	天麻10克、母乌鸡半只，隔水炖1.5小时，调味饮汤吃肉。
鸭蛋小豆	鸭蛋1个、小豆20粒，搅匀蒸熟，早晨空腹服，每日一次，连用7天有效。
泽泻炖鱼头	泽泻60克、鳙鱼（大头鱼）鱼头1个、蜜枣4枚，炖后放盐饮食。
女贞桑葚汤	女贞子12克、桑葚15克、制首乌12克、旱莲草10克，水煎服，连服3~5剂。
天麻炖鸡蛋	天麻9克、鸡蛋2个。先将天麻煎1小时后去渣，然后冲入鸡蛋，再炖片刻服用。
红糖鸡蛋	豆油适量放锅内烧热，将2个鸡蛋、30克红糖（放一点儿水搅拌）倒入锅内煎熟，空腹服用，连服10天。为巩固疗效，也可多服几天。
篱栏药膳	用中草药篱栏25克、带壳鸡蛋1个、大米50克，煮成稀粥，可加适量油、盐、味精调味。煮熟后，去篱栏渣和蛋壳，一天分2次食用药粥和鸡蛋，一般连续食用3天，头晕头痛症状即有明显好转。
枯草汤	夏枯草25克、生白芍15克、生杜仲25克、黄芩10克，先煎前3味药，放入3杯水，熬30分钟，从火上拿下来，稍停再加入黄芩，煎5分钟即成，每天早晚各服1次。服后即能感觉头轻眼亮，没有不良反应。

头晕的取穴与按摩

特效穴1：五处穴

▶ 功能主治

五处穴	按摩此穴，具有宁神止痛、活血通络之功效。
	长期按摩此穴，可有效治疗头痛、眩晕、癫痫等疾病。
属足太阳膀胱经穴位	按摩此穴，还可迅速缓解小儿惊风的症状，帮助孩子及时得到救治。
	配合谷、太冲穴，可治疗头痛目眩；配率谷、行间穴，可平肝明目，也能治疗头痛目眩。

▶ 标准取穴

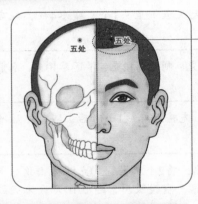

人体的头部，当前发际正中直上 1 寸，旁开 1.5 寸处即是。

◇ 配伍治病

头痛、目眩：
五处配合谷、太冲穴
功用：宁神止痛、活血通络

▶ 取穴技巧及按摩手法

一手中间三指并拢，其他两指弯曲，掌心向颜面，无名指第一关节全入发际，放于发际上正中处，则食指指尖所在的位置即是穴位。依此法找出另一穴。

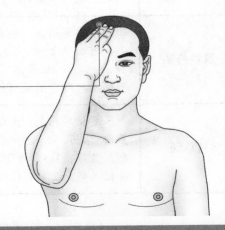

程度	指法	时间/分钟
适度		1~3

特效穴2：解溪穴

解溪穴	
	主治牙痛、烦心、目赤，以其能引上焦（胸即乳房以上）郁热下行而解之。
属足阳明胃经穴位	针对头痛、眩晕、腹胀、便秘、脚踝痛、下肢痿痹、肾炎、肠炎、口痛及眼疾等病症，有很好的调理保健效能。
	现代中医临床经常用解溪穴来治疗足下垂、神经性头痛、胃肠炎、踝关节及周围的软组织疾患。

▶ 标准取穴

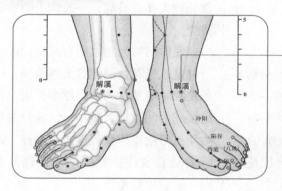

足背与小腿交界处的横纹中央凹陷处，在拇长伸肌腱与趾长伸肌腱之间。

◇ 配伍治病

踝部痛：
解溪配昆仑、太溪
腹胀：
解溪配商丘、血海
功用：通络祛火、消炎止痛

▶ 取穴技巧及按摩手法

正坐，一腿屈膝，脚放平，用同侧的手掌抚膝盖处，大指在上、四指指腹循胫骨直下至足踝处，在系鞋带处、两筋之间的凹陷处即是该穴。

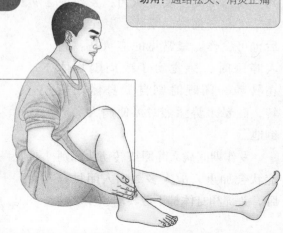

程度	指法	时间/分钟
重		1～3

梅尼埃病的自我按摩疗法

梅尼埃病又称内耳性弦晕，是由于内耳的膜迷路发生积水，以致出现发作性眩晕、耳鸣、耳聋、头内胀痛症状的疾病。眩晕有明显的发作期和间歇期。病人多数为中年人，患者性别无明显差异，首次发作在50岁以前的病人约占65%，大多数病人单耳患病。

【按摩部位及取穴】太阳、眉腰、丝竹空、攒竹、印堂、百会穴等。

【按摩手法】点压法等。

梅尼埃病常见于中年人，初期多为单侧，随着病情的发展，9%～14%的患者可发展为双侧。病因不明，很多学者认为应属于身心疾病的范畴。梅尼埃病发病的主要症状是眩晕。

梅尼埃病的症状各人不尽相同，发作期的主要症状为：发作突然，可在任何时间发作，甚至入睡后也可发作。最常见的症状是：病人睁眼时，感觉房子或周围物体在转动，闭眼时则自觉身体在旋转，眩晕来势猛烈时可使病人突然倒地。

发作期间病人睁眼或转动头部则症状会加重，故大多数病人闭目静卧，头部和身体都不敢转动。多数病人在发作时出现单侧耳鸣及耳聋，少数是双侧的。约25%的病人在发作前已有耳鸣及耳聋出现，而在发作后加重。其余约25%在发作后才逐渐出现耳鸣或耳聋。

耳聋属于神经性，发作剧烈时耳鸣也加重，发作时病人常伴有不敢睁眼、恶心、呕吐、面色苍白、出汗，甚至腹泻、血压偏低等一系列症状。部分病人伴有头痛，一般病人的意识清醒。

发作期转为间歇期有两种形式：一种是眩晕及伴随症状突然消失，一种是眩晕逐渐变为头昏逐渐消退。梅尼埃病的间歇期长短不一，从数月到数年，每次发作和程度也不一样。而听力随着发作次数的增加而逐渐减退，最后导致耳聋。

梅尼埃病多为单耳发病，其发病原因不明，男女发病率无明显差异，

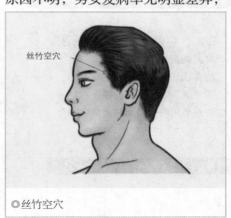

丝竹空穴

◎丝竹空穴

病人多为青壮年，60岁以上老人发病罕见，近年亦有儿童病例报告，病程多为数天或周余。关于病因的学说甚多，尚无定论，如变态反应、内分泌障碍、维生素缺乏及精神神经因素等引起自主神经功能紊乱，因之使血管神经功能失调，毛细血管渗透性增加，导致膜迷路积水，蜗管及球囊膨大，刺激耳蜗及前庭感受器时，引起耳鸣、耳聋、眩晕等一系列临床症状。此病不经过治疗，症状可缓解，虽可反复发作，发作时间间隔不定，但也有发作一次不再发作者。

梅尼埃病的八种类型

普通型，眩晕、耳鸣、恶心、呕吐、出汗等症状同时出现，又称常见型。	首发耳鸣型，耳鸣发生在其他症状之前，数月、数周，甚至数年。
重耳鸣型，耳鸣表现重。耳鸣发生了，眩晕易发作，眩晕表现重，耳鸣也重。眩晕治疗好了，耳鸣未好，眩晕必复发。	突发耳聋型，眩晕发作过程中，由于压力特大，膜迷路破裂，发生突然耳聋。耳聋多一侧，亦有双侧交替发生。
无耳鸣型，眩晕发作5次以上无耳鸣，称无耳鸣型。	延缓眩晕型，波动性、神经性、进行性耳鸣、听力下降，短时间不发生眩晕，数年甚至20年才出现眩晕。
隐藏耳鸣型，病人外表表现没有耳鸣，但耳内有堵塞、闷胀、闷热、瘙痒、微痛的感觉，这是一种隐藏无耳鸣型梅尼埃病。	眩晕状态型，是某膜迷路部位由于压力特大，膜迷路部位突然发生破裂致突发耳聋。眩晕状态型是梅尼埃病中的最重型。

中老年人患梅尼埃病的按摩疗法

穴位	太阳穴（在双侧颞部）；鱼腰穴（双眉中部）；丝竹空穴（双外眼角下0.5寸）；攒竹穴（在双眉外上角0.5寸凹陷处）和印堂穴（在双眉相距中间）以及百会穴（在头顶中央处）等。

续表

按摩方法	患者平躺，用左手食指直接点压上述穴位，每个穴位必须选准后以顺时针按摩20~30次。 一般按摩疗效确切，当日有效，坚持用此法治疗3~5日可治愈。如果再犯此病，就再进行按摩。

【病症自我保健】

梅尼埃病食疗法

梅尼埃病食疗方

冬虫夏草炖猪脑	冬虫夏草10克，洗净入砂锅内水煎后去渣留汁，再入瓷盆内，加猪脑1个（去血筋洗净）、黄酒1汤匙、冷水2汤匙、盐少许，然后上蒸笼蒸2小时。每日分2次服，连服3~5剂。
黄芪炖羊脑	黄芪40克，入砂锅内水煎取浓汁，再放入羊脑1个，旺火烧开后加黄酒2汤匙，放葱、姜适量，炖煮烂熟，吃羊脑喝汤。每日1剂，连服15剂为一疗程。
茯苓小豆粥	白茯苓15克，入砂锅内水煎后去渣留汁，再加小豆18克、粳米60克，共煮粥服食。每日一剂，连服3~5天。
龙眼枣仁饮	龙眼肉、枣仁（炒）各10克，芡实12克，三样合煮成汁，随时饮之。每日一剂，连服5~8天。
决明麻藤烫藕粉	天麻9克、钩藤12克、石决明15克，洗净后用布包入砂锅水煎后去布包取汁，然后趁热冲烫藕粉20克，加白糖适量调味服用。每日一剂，连服4~7天。

重症肌无力的自我按摩疗法

重症肌无力在医学上称为重肌无力症，是由神经肌的疾病所致的肌肉颤动、软弱及容易疲劳的一种病症。

【按摩部位及取穴】足部反射区。

【按摩手法】点法、拇指关节刮法、按法、食指关节刮法、拇指推法、擦法、拍法、拳面叩击法等。

重症肌无力临床主要特征是局部或全身横纹肌于活动时易于疲劳无力，经休息或用胆碱酯酶抑制剂后可以缓解。也可累及心肌与平滑肌，表现出相应的内脏症状。

重症肌无力在各种年龄组均会发生，但多在15~35岁，男女性别比约1：2。起病急缓不一，多隐袭，主要表现为骨骼肌异常，易于疲劳，往往晨起时肌力较好，到下午或傍晚症状加重。大部分患者累及眼外肌，以提上睑肌最易受累及，随着病情发展可累及更多眼外肌，出现复视，最后眼球可固定，眼内肌一般不受累。

此外延髓支配肌、颈肌、肩胛带肌、躯干肌及上下肢诸肌均可累及，讲话过久，声音逐渐低沉，发音不清而带鼻音，由于下颌、软腭及吞咽肌、肋间肌等无力，则可影响咀嚼及吞咽功能甚至呼吸困难。症状的暂时减轻、缓解、复发及恶化常交替出现而构成本病的重要特征。

根据受累肌肉范围和程度不同，一般分为眼肌型、延髓肌受累型及全身型，极少数暴发型起病迅速，在数天至数周内即可发生延髓肌无力和呼吸困难，各型之间可以合并存在或相互转变。儿童型重症肌无力指新生儿至青春期发病者，除个别为全身型外，大多局限为眼外肌。

重症肌无力属于自身免疫性疾病，这类疾病的特点之一就是病程呈

慢性迁延性，缓解与恶化交替，大多数病人经过治疗可以达到临床痊愈（即病人的临床症状和体征消失，和正常人一样能正常生活、学习、工作，并停止一切治疗重症肌无力的药物）。

有的患者可有一个长时间的缓解期，但本病患者往往由于精神创伤、全身各种感染、过度劳累、内分泌失调、免疫功能紊乱、妇女月经期等多种因素而复发或加重病情，因此，重症肌无力症状的反复性成为本病的特点。只有认识到这一点，了解引发症状反复的诱因，才能采取相应的预防措施和积极治疗，从而避免或减少重症肌无力症状的反复。

症状通常晨轻晚重，亦可多变。病程迁延，可自发减轻缓解。感冒、情绪激动、过劳、月经来潮、分娩、手术，以及使用麻醉、镇痛、镇静药物等常使病情复发或加重。

某些抗生素，如黏菌素、链霉

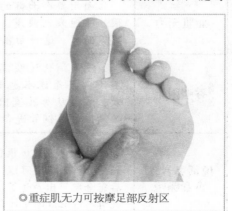

◎重症肌无力可按摩足部反射区

素、卡那霉素等药物均有加重肌无力之作用，应当注意。若因感染或用药不当等引起全身肌无力、吞咽困难、喝水呛咳或伴胸闷、气短等症状时，应及时就医。

重症肌无力的八大症状

眼睑下垂（耷拉眼皮）	以眼睑下垂为首发症状者，可见于任何年龄，尤以儿童多见。早期多为一侧，晚期多为两侧，还有不少病人一侧的眼皮提上去时，另一侧的眼皮又耷拉下来，即出现左右交替睑下垂现象。
咀嚼无力	牙齿好好的，但咬东西没劲，连咬馒头也感到费力。头几口还可以，可越咬越咬不动。吃煎饼、烤肉就更难了。
复视（视物重影）	用两只眼一起看，一个东西看成两个；若遮住一只眼，则看到的是一个。年龄很小的幼儿对复视不会描述，常常代偿性地歪头、斜颈，以便使复视消失而看得清楚，严重者还可表现为斜视。
全身无力	从外表看肌肤完好，也没有肌肉萎缩，好像没病一样；但病人常感到严重的全身无力，肩不能抬，手不能提，蹲下去站不起来，甚至连洗脸和梳头都要靠别人帮忙。病人的肌无力症状休息一会儿明显好转，而干一点儿活又会显著加重，好像是装出来似的。这种病人大多同时伴有眼睑下垂、复视等症状。
面肌无力	由于整个面部的表情肌无力，病人睡眠时常常闭不上眼。平时表情淡漠，笑起来很不自然，就像哭一样，又称哭笑面容。这种面容使人看起来很难受，病人也很痛苦。
吞咽困难	没有消化道疾病，胃口也挺好，但好饭好菜想吃却咽不下，甚至连水也咽不进。喝水时不是呛入气管引起咳嗽，就是从鼻孔流出来。有的病人由于严重的吞咽困难而必须依靠鼻饲管进食。
说话鼻音，声音嘶哑	就像患了伤风感冒似的。有的病人开会发言或读报时，开始几分钟声音还可以，时间稍长，声音就变得嘶哑、低沉，最后完全发不出声音了。打电话时一开始还可以，时间一长别人就听不清他说的是什么。这是由于咽喉肌的无力所致。

续表

| 呼吸困难 | 这是重症肌无力最严重的一个症状，在短时间内可以让病人致死，故又称其为重症肌无力危象。这是由于呼吸肌严重无力所致。患者感到喘气很困难，夜里不能躺平睡，只能坐着喘。有痰咳不出，既不像心脏病，也不像哮喘病，更不像肺部肿瘤所致。有这种呼吸困难的病人大多同时伴有吞咽困难、四肢无力或眼睑下垂等。 |

重症肌无力的中医针灸和按摩等特色疗法

足底部按摩法	足底部反射区：头部（大脑）、小脑及脑干、斜方肌、脾、肾上腺、肾、输尿管、膀胱、胃、胰、十二指肠、盲肠（阑尾）、回盲瓣、升结肠、横结肠、降结肠、乙状结肠及直肠、小肠、肛门、生殖腺。 方法：拇指指端点法、食指指间关节点法、拇指关节刮法、按法、食指关节刮法、拇指推法、擦法、拍法、拳面叩击法等。
足外侧按摩法	足外侧反射区：肩（关节）、肘关节、膝、生殖腺。 方法：食指外侧缘刮法、按法、拇指指端点法、拇指推法、叩击法等。
足内侧按摩法	足内侧反射区：颈椎、胸椎、腰椎、骶骨、尾骨内侧、髋关节、肋骨、腰痛点。 方法：食指外侧缘刮法、按法、拇指指端点法、拇指推法。
足背部按摩法	足背部反射区：胸（乳房）、胸部淋巴结（胸腺）、上身淋巴结、下身淋巴结。 方法：拇指指端点法、食指指间关节点法、食指推法、拇指推法等。

【病症自我保健】
重症肌无力食疗法

重症肌无力病机与气虚关系密切，故调节饮食更为重要，不能过饥或过饱，同时各种营养调配要适当，不能偏食。

重症肌无力患者应该在饮食结构上配合一下，比如在不同的患病阶段做出膳食调养分级，无发热症状、咀嚼能力正常、消化功能正常者，采用普通饭，可以定出每日标准热量及均衡饮食比例。对于病情重、影响到消化功能和咀嚼能力的、肌无力0～2级或大手术后（如胸腺切除）或拒食等类型的患者，分别给予软饭、半流质、流质及管饲流质饮食。

面色白、流口水、四肢不温、腰酸软无力的脾肾虚的肌无力、肌肉萎缩患者可食用黑芝麻红糖粥、肉桂鸡肝粥、牛骨髓等。对于头晕耳鸣、咽干、胁痛、腰膝酸软、五心烦热、颧红盗汗、舌红少苔、小便少、浑身软弱无力、肌肉萎缩的可用枸杞子水、杜仲猪腰煲、黑枣等加强强身之功。

气短懒言、乏力、自汗、心悸、失眠、面色苍白或萎缩、口唇舌色淡、肢体麻木不仁的气血不足型无力、肌肉萎缩的患者，可食用归芪羊肉汤、饴糖羔蜂乳等。脾胃亏虚肢体痿软无力、肌肉萎缩，或有眼睑下垂、少气懒言、语言低弱、食少、便溏、面色淡白无华、舌淡、舌边有齿痕，可见于重症肌无力眼肌型，以及运动神经元病的部分症候，可长期服用银鱼汤、藕粉、莲子糯米羹等。

不论治疗期还是康复期均可配合膳食调养，以达到最佳的配合治疗效果。

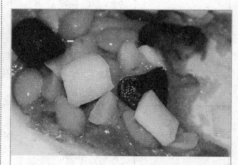

◎肌无力患者可以长期食用白果糯米羹配合治疗

重症肌无力食疗方

粳米200克、人参粉（或片）10克，加清水适量，先用武火烧沸，再改文火煮至稠，加入适量冰糖，搅匀即成。	乌骨雌、雄鸡各1只，膛内塞入人参9克、生黄芪60克、生姜6克，以线缝合，加酒、水各半，入砂锅急火烧沸，撇去沫，文火炖，至骨酥肉烂，熬成浓汤，稍加调味，分日分顿饮汤吃鸡，常服。
羊羔肉500克，去筋膜洗净，加酒浸一宿，切成肉糜，加入人参粉30克、山药500克，稍入调味作料，包成馄饨，每日服5～10只，常服。	白羊腰子2个，或猪腰子2个，先将腰子煮成浓汁，滤去粗渣，加酒少许，然后下粳米500克，煮粥至黏稠，每日3次，分日服尽。

脑动脉硬化的自我按摩疗法

脑动脉硬化是全身动脉硬化的一部分，同时也是急性脑血循环尤其是脑缺血发作的主要发病基础，是各种因素导致的脑动脉管壁变性和硬化的总称。

【按摩部位及取穴】印堂、太阳、风池、肩井穴等。

【按摩手法】点按、推拿、压法等。

医学上所说的脑动脉粥样硬化（大、中动脉）、小动脉硬化、微小动脉的玻璃样变都称为脑动脉硬化。脑动脉粥样硬化主要侵犯管径500μm以上的脑部大、中动脉，并与高血压密切相关。以往认为，小动脉主要承担和调节血管阻力，高血压主要引起小动脉硬化，近来发现正常时脑主要动脉占整个脑血管阻力20%~30%，慢性高血压时可达50%，长期高血压必然导致脑部主要动脉壁粥样硬化损害。一般说来，该病男性多见，男女比例为2∶1，女性患病多在绝经期后，此时雌激素减少，血高密度脂蛋白也减少，至70岁以后甚至比男性发病多。

通过按摩，可以对脑动脉硬化进行较好的防治。中医穴位按摩治疗脑动脉硬化症的具体操作手法如下：

（1）患者坐位：以双手拇指分推印堂至太阳穴，揉眉弓。五指分开，沿头正中线分搓，使患者有热感。再以两手捏拿风池、肩井穴。

脑动脉硬化的三种治疗方法

一般治疗	应注意劳逸结合，生活有规律，避免情绪激动，进行适度的体育锻炼。对出现痴呆、精神障碍和行动不便的病人要加强生活护理。
饮食治疗	控制动物脂肪、高胆固醇摄入，如少食蛋黄、肥肉、动物内脏等，避免高糖饮食，多食用蔬菜、水果及海带，控制体重，最好戒烟、戒酒。
药物治疗	改善脑的血液循环药如维生素E、银杏叶制剂和许多中成药等；降低血脂药如亚油酸制剂；活化神经细胞药如茴拉西坦（三乐喜）、ATP、CTP等；同时治疗高血压、糖尿病等导致动脉硬化的主要疾病。

（2）患者仰卧：指揉推法作用于胸腹正中线，乳头直下及腋中线，往返4~6遍。再以一手按压中脘穴，一手按压关元穴，一起一伏，交替缓慢按压数次。

（3）分别点按足三里、三阴交、脾俞及肾俞穴各半分钟。

【病症自我保健】
脑动脉硬化食疗法

脑动脉硬化食疗方

泽泻山楂粥	原料：泽泻20克，鲜山楂50克，粳米100克。 做法：将泽泻研成细末，将山楂去核、捣成泥状，然后将泽泻末、山楂泥和粳米一起入锅加清水煮粥。 此粥可每日代替早餐食用。
首乌泽泻粥	原料：何首乌、泽泻各15克，粳米80克。 做法：将何首乌、泽泻研成细末，将此细末与粳米一起入锅加清水煮粥。 此粥可每日代替早餐食用。
泽泻荷叶粥	原料：泽泻、枸杞子各15克，鲜荷叶1张，小米100克，白糖适量。 做法：将泽泻研成细末，将荷叶洗净，去掉荷叶的蒂及边缘待用。先将泽泻末、枸杞子和小米一起入锅，并加入适量的清水，然后将荷叶盖在锅中的水面上，加热煮粥。 粥熟后可加入适量的白糖调味。此粥可每日早、晚各吃1次。
枸杞子鸡蛋羹	原料：鸡蛋2个，枸杞子、海带丝各15克，精盐适量。 做法：将鸡蛋打入碗中，加入枸杞子和海带丝后加适量的清水和精盐搅匀，入锅蒸熟即可。 此羹可每日吃1次，应连吃3个月。

预防脑动脉硬化的注意事项

加强体育锻炼	运动有利于改善血液循环，促进脂类消耗，减少脂类物质在血管内沉积，增加纤维蛋白溶酶活性及减轻体重，因此应坚持力所能及的家务劳动和体育锻炼。对有智力障碍、精神障碍和肢体活动不便者要加强护理，以防止意外事故的发生。
注意控制饮食	主要是应限制高胆固醇、高脂肪饮食的摄入量，以减少脂类物质在血管内沉积。如限制肥肉、猪油、蛋黄、鱼子及动物内脏等食物摄入，同时还要注意避免高糖饮食，因高糖饮食同样会引起脂肪代谢紊乱。应多吃豆制品、蔬菜、水果及含纤维素较多的食物。食用油以植物油为主。饮食宜清淡，不可吃得太饱，最好戒烟忌酒。
药物治疗	目的是降低血液的脂质浓度，扩张血管，改善血液循环、活化脑细胞等，可选用烟酸肌醇酯、多烯康、脂必妥、非诺贝特等，以降低血脂浓度。扩张血管药物可选用桂利嗪（脑益嗪）、尼莫地平、氟桂利嗪等钙离子拮抗剂。而氨酪酸、吡硫醇、喜得镇、脑活素等有活化神经细胞的作用，亦可适当选用。

阿尔茨海默病的自我按摩疗法

　　阿尔茨海默病是指老年期发生的以慢性进行性智力衰退为主要表现的一种神经精神疾病。

　　【按摩部位及取穴】颈、头、拳，太阳穴等。

　　【按摩手法】叩、点、推、揉法等。

　　作为一种慢性进行性精神衰退的疾病，其病理改变主要是大脑萎缩和变性。60岁以上的发病者称阿尔茨海默病，40～60岁者称早老性痴呆，一般则统称为阿尔茨海默病。阿尔茨海默病的早期症状是近事遗忘，性格改变，多疑，睡眠昼夜节律改变；进一步发展远近记忆均受损，出现计算力、定向力和判断力障碍，或继发其他精神症状、个性改变及自制力丧失。

阿尔茨海默病起病较慢，常无明显的起病期，其症状可分精神心理障碍和神经功能障碍。精神心理障碍主要表现为记忆力严重障碍，可出现完全性遗忘，甚至虚构现象。患者早期症状为近记忆减退，性格变得主观任性、固执自私、多疑多虑，生活习惯刻板，情绪急躁易怒等。

进一步发展则远近记忆均受到损害，对生活常识的判断、理解出现障碍，计算能力减退，难以胜任简单的家务劳动，出现各种失语如遗忘性失语、命名性失语和完全性失语，不能正确回答自己及亲人的名字和年龄，举动幼稚，不知羞耻；后期则出现严重衰退症状，卧床不起，生活不能自理，大小便失禁，发音含糊，口齿不清，经常重复一些无意义的动作。

神经功能障碍在阿尔茨海默病晚期才会出现，主要表现为自动症和刻板动作，面部口唇不自主动作，如吮吸、噘嘴等，可出现肌张增高、强握反射、模仿动作以及厌食或贪食等症，病理反射阳性。

阿尔茨海默病在中医中属于"呆痴""善忘""癫疾"等范畴，可分为虚实两大类。虚证多为肝肾阴虚、肾精亏虚、髓海不足；实证则是心肝火盛、痰湿阻窍、气滞血瘀。但实际中常为虚实夹杂，本虚标实之症，并以肾精亏虚、髓海不足为本，风痰瘀血闭阻心窍为标。

现代医学认为该病是由遗传、脑血管疾病、颅脑外伤或肿瘤、内分泌功能低下、长期慢性中毒如铝锰等在体内长期积累、新近丧偶或单身独居等心理社会因素等造成。

需要注意：

在通过按摩进行治疗期间，要保证患者有足够的休息和睡眠时间，并根据个人的具体情况，参与适当的体育锻炼和文娱活动。

另外，要积极治疗原发疾病，避免接触各类有毒物质（如铝、锰等金属元素及各种有不良反应的药物）。

最后，患者家属应多给予鼓励和关心，使其保持乐观的精神状态。

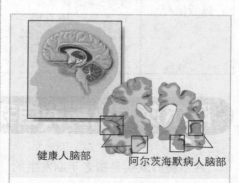

健康人脑部　　　　阿尔茨海默病人脑部

◎阿尔茨海默病作为一种慢性进行性精神衰退的疾病，其病理改变主要是大脑萎缩和变性

阿尔茨海默病的按摩疗法

头面按摩方法	穴位：选取头穴的双侧舞蹈震颤控制区（在前后发际正中线上，下端点在鬓角发际上）、感觉区、运用区（线长约3厘米）、言语二区、言语三区，手法应轻灵柔和，不可过重。 　　体位：患者取正坐位，术者立其身后。 　　（1）术者以双手拇指桡侧面紧贴头穴区域的发肤上，依次直推感觉区、运用区、舞蹈震颤控制区，用力宜柔和而均匀，每穴区推150～200次。 　　（2）术者以双手拇指指腹紧贴头穴区域，依次直线往返推抹言语二区和言语三区，每穴区100～200次。 　　（3）术者以食、中、无名三指指尖轻叩感觉区和舞蹈震颤控制区，以及头顶百会穴区，时间3～8分钟。
简便按摩法	目前采用点穴按摩疗法辅助治疗阿尔茨海默病具有一定疗效，其操作简便易行，具体方法为： 　　（1）转颈。取坐位，心静神怡，左右缓慢旋转颈部36次。转颈可加速头部血液供应、改善血管舒缩功能。 　　（2）浴头。两手掌互相摩擦发热，然后两手掌按在额的左右两侧，从前发际向头顶，转向后发际，用力擦到枕后、颈项，继之从下颌向上按摩，过面颊轻轻擦至前额。返回前额算1次，共36次。浴头按摩头部诸阳经及督脉，使清阳上升。 　　（3）梳头。用十指指腹均匀地轻揉整个头发根部36次。梳头可按摩头部穴位，加速头部气血循行。 　　（4）点太阳穴。用拇指揉按太阳穴18次，能治头痛、目眩。

【病症自我保健】

阿尔茨海默病食疗法

　　阿尔茨海默病的特点是精神和智力异常，病人的知觉、智力、记忆力持续性减退。中医认为，阿尔茨海默病是先天禀赋不足或年老肝肾亏虚、脑髓不允所致。故中医在治疗和预防上多采取滋补肝肾、填髓健脑的中药和食物。如枸杞子、鹿胶、龟胶、莲子、山药、黄芪、茯苓、胡麻仁、核桃、紫菜、海带、大枣、百合、桑葚、小豆等药食兼宜之品。

　　日常饮食中吃大量蔬菜、植物油等含不饱和脂肪酸的食物，可以减少人们患阿尔茨海默病的危险。要维持人际交往，避免长期陷入忧郁的情绪及患上忧郁症，因为忧郁症也是阿尔茨海默病的危险因素。

专家认为，老年人应保持活力，多用脑，如多看书、学习新事物，甚至和朋友谈天、打麻将、下棋等，都可激荡脑力，刺激神经细胞活力。

一般护理：创造安静、舒适、安全的环境；注意饮食，给予高蛋白、高热量、高维生素、低糖、低脂的饮食，以清淡、易消化、营养丰富的食物为主；安全护理，防止跌伤、伤人、玩火、噎食等意外；基础生活护理，协助料理个人卫生；参与文娱活动及行为治疗。

饮食要适合病人口味，保证丰富的营养，品种多样化，以提高食欲，但应避免病人因健忘吃了再吃，防止饮食过度或不主动进食情况。蘑菇、鸡蛋、大豆、木耳、山药、海参等食物对防治阿尔茨海默病均有一定效果。

阿尔茨海默病食疗方

核桃粥	核桃30克，粳米200克，大枣10枚。将上3味洗净，放入锅内，文火熬成粥，每日服2次。
黑芝麻粥	黑芝麻30克，粳米100克。将二者洗净，放入锅内，文火熬成粥。服时可加蜂蜜1匙搅匀。每日早、晚服食。
枸杞粥	枸杞子20克，小米100克，猪瘦肉末30克，洗净后放锅内共熬粥。服时加少许精盐调味。可经常食。
羊骨粥	羊骨1000克，大米100克，精盐少许，葱白2段，生姜3片，莲米10克（研细）。共熬粥食用。

帕金森病的自我按摩疗法

帕金森病是一种缓慢进行性疾病，多发生在50～80岁，俗称"抖抖病"，又称震颤麻痹，是以肌张力增强和震颤为特征的锥体外系病变。

【按摩部位及取穴】足部反射区。

【按摩手法】擦、推、揉、叩、点法。

帕金森病发病年龄多在40岁以上，男多于女。其基本症状包括震颤、肌强直、运动减少或运动消失以及位置和平衡紊乱；继发或伴发症状有发音障碍、痴呆、抑郁症、口涎过多等。

帕金森病的临床表现为震颤、肌强直、运动减少、姿势及步态不稳、起步及止步困难、假面具样面容等。

帕金森病的发生与纹状体黑质多巴胺系统损害有关，最主要的是原因不明性（特发性）帕金森病，其他如甲型脑炎后，动脉硬化及一氧化碳、锰、汞中毒等，均可产生类似震颤性麻痹症状或病理改变。这些情况统称为帕金森病。

中医认为，帕金森病多为心肝血虚，筋脉失养所致。通过按摩可以对帕金森病进行一定的防治。

现代中医治疗帕金森病，最早见于1955年用针灸治疗的临床报道，但此后一直未引起重视。从20世纪70年代中期起，应用中医中药个案报道陆续出现。治疗以滋阴熄风、益气活血及养血舒筋等为主。

按摩的具体手法如下：

（1）患者取坐位，施术者用拇指指端或指腹推乔空穴，每侧自上至

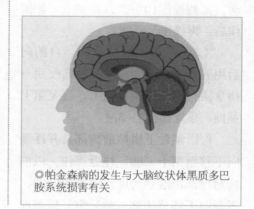

◎帕金森病的发生与大脑纹状体黑质多巴胺系统损害有关

帕金森病的自我按摩疗法

按摩部位	（1）足底部反射区：头部（大脑）、脑垂体、小脑及脑干、三叉神经、颈项、肺及支气管、甲状腺、甲状旁腺、腹腔神经丛、肝、胆囊、心、脾、肾上腺、肾、输尿管、膀胱、生殖腺。 （2）足内侧反射区：颈椎、胸椎、腰椎、骶骨、内髋关节。
常用手法	（1）足底部反射区：拇指指端点法、食指指间关节点法、拇指关节刮法、钳法、按法、食指关节刮法、拇指推法、擦法、拳面叩击法等。 （2）足内侧反射区：食指外侧缘刮法、按法、拇指指端点法、拇指推法。

下推20次左右，一般推至乔空穴处肌组织松软为度，一侧推好后，再推另一侧，不可同时推两侧乔空穴。

（2）用两手拇指指腹，自印堂开始沿两侧眉毛分推到太阳穴，往返操作数次，同时把分法的起始部沿额的正中线逐渐向上移动到发际。

再用拇指指端在头两侧足少阳胆经的循行部位，从前上方向后下方推动，每侧操作10余次，在完成一侧操作后，再操作另一侧。

（3）从头顶到枕后部，自前向后用五指拿法，到枕后风池穴改用三指拿法，沿颈椎两侧向下，直至第七颈椎，重复操作3~5遍。

再沿锁骨下横擦前胸部，并逐渐向下移至第十二肋，往返操作，以前胸治疗部位透热为度。横擦肩背部，逐渐向下移至腰部；然后重复横擦前胸部，再横擦后背部。

继而病人取坐位，身体略向前倾，并用两肘支撑在大腿上。施术者面对患者站立，从大椎直擦到腰骶部；再直擦上肢内外侧，自腕擦至肩腋部，以微热为度。

再拿上肢内、外侧，自肩、腋部向下拿至腕部，重复2~3次；再捻、抹手指，搓上肢，往复2~3次。然后大幅度摇肩关节，再重复头面项部的操作。最后用掌根震击百会穴，拳背震击大椎及腰阳关穴。

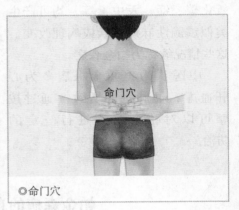
◎命门穴

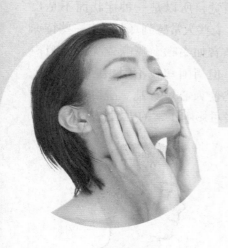

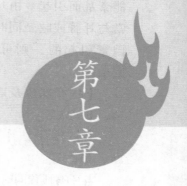

第七章

五官科疾病的
自我按摩疗法

●眉清目秀、唇红齿白、声若洪钟等都是形容五官的好成语。如果五官生了病，再好的个人形象也难以展示出来。如果一个人有了口臭，即使有再好的口才，人们也不愿意与他交谈；一个人喉咙肿痛，即使有再优美的语言，表达出来也会失色不少。五官科疾病，虽然涉及的只是人体的头部，但却关乎整个身体。

耳鸣的自我按摩疗法

耳鸣是指人们在没有任何外界刺激的条件下所产生的异常声音感觉，常常是耳聋的先兆，因听觉功能紊乱而引起。由耳部病变引起的常与耳聋或眩晕同时存在；由其他因素引起的，则可不伴有耳聋或眩晕。

【按摩部位及取穴】耳门、听会、下关穴等。

【按摩手法】按、揉、搓、摩、扣法等。

当耳鸣耳聋同时存在时，耳鸣耳聋可分为器质性耳鸣耳聋和功能性耳鸣耳聋两大类。器质性耳鸣耳聋又分为传音性、感音性和混合性三类。此外耳鸣耳聋又有先天性耳鸣耳聋、药物性耳鸣耳聋、噪音性耳鸣耳聋、突发性耳鸣耳聋、外感性耳鸣耳聋、肾虚性耳鸣耳聋之分。

由于耳鸣是发生于听觉系统的一种错觉，所以是一种症状而不是疾病。有些人常感到耳朵里有一些特殊的声音如嗡嗡、嘶嘶或尖锐的哨声等，但周围却找不到相应的声源。耳鸣使人心烦意乱、坐卧不安，严重者可影响正常的生活和工作。

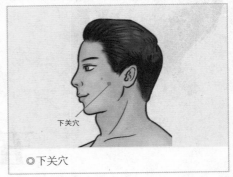

下关穴

◎下关穴

耳鸣的按摩疗法

老年人耳鸣自我按摩法

老年人容易发生耳鸣。那么出现耳鸣的老年人该怎么办呢？下面介绍几种防治耳鸣的方法，此法简单易行，对耳鸣较轻的老年人有较好的疗效。

（1）屏气法。

安定静坐，紧紧闭嘴，以两指捏紧鼻孔，怒睁双目，呼气冲击耳窍，至感觉轰轰有声为止。每日做数次，连做2天即能见效。

（2）摩、扣耳门穴法。

先用拇指顺时针方向按摩耳门穴12下，再逆时针方向按摩耳门穴12下，然后用食指和中指并拢扣耳门穴2下，拇指按1下，两扣一按为1次，连续12下，每天早、晚各做1次。

续表

自助穴位按摩法	（1）听会穴按摩法。 位置：耳垂前的凹陷处，左右各一。 方法：用拇指指尖对穴位进行垂直按压，每次5秒钟，直到症状缓和为止。只可刺激耳鸣一侧的听会穴。 （2）下关穴按摩法。 位置：位于耳前两指的位置，即张大口时隆起、闭上口时的凹陷处。 方法：用中指稍微用力按揉至酸胀，每次持续30秒钟，反复多次。

耳鸣的饮食注意事项

多补充些含铁的食物	紫菜含铁量较多，虾皮、海蜇皮、黑芝麻、黄花菜、木耳、苋菜，香菜、木耳菜、豆制品含铁量也较多。
多吃有活血作用的食物	常食用木耳、韭菜、红葡萄酒、黄酒等，可活血化瘀，扩张血管，改善血液黏稠度，有利于保持耳部小血管的正常微循环。
多吃富含维生素C、维生素E的蔬菜、干果	维生素C、维生素E能提高超氧化物歧化酶的作用，提高人体对氧的利用率，改善末梢血流量，对内耳起保护作用。新鲜绿叶蔬菜中含维生素C多。黑芝麻、植物油、核桃、花生等含维生素E较多。
适当摄入含维生素D多的食物	维生素D能促进人体对钙的吸收利用，调查发现，老年性耳聋者都有血钙偏低症状，而血钙偏低与缺乏维生素D有关。动物肝脏、蛋、蘑菇、银耳中含维生素D较多。
多补充含锌丰富的食物	锌与核酸、蛋白质的合成，与糖类、维生素A的代谢等都有密切关系。患高血压、动脉粥样硬化者的血液和心肌中锌的含量都减少。孕妇缺锌，胎儿可发生中枢神经系统先天畸形。 一项研究指出，1/3的老年耳鸣、耳聋者，都有不同程度的缺锌。成人每天摄入15毫克的锌即可维持平衡。含锌最多的食物为牡蛎、肝脏、粗粮、干豆类、坚果、蛋、肉和鱼，牛奶中含锌量比肉类少得多。

耳鸣食疗方

灵磁石20克、山药15克、天门冬15克、茯苓10克、熟地10克、制首乌10克、甘草3克、党参15克、怀牛膝15克、五味子10克；水煎，分2次服，每日1剂，可滋肾、治耳鸣。	白术15克、五味子15克、山药15克、桂圆肉15克；水煎，分2次服，每日1剂，可补血、健脾、安神，用于眩晕、耳鸣等症。
明天麻10克、制半夏10克、白术10克、白蒺藜15克、珍珠母15克、合欢皮15克、夜交藤15克、茯苓15克；水煎，分2次服，每日1剂，可平肝健脾，用于眩晕、耳鸣等症。	

另外可以制作聪耳枕，用荷叶、苦丁茶、菊花、夏枯草、蔓荆子、石菖蒲各等份，制成枕芯，经常枕之，有消除耳鸣、增强听力、明目之功效。

口臭的自我按摩疗法

口臭，就是人口中散发出来的令别人厌烦、使自己尴尬的难闻的口气。口臭会使人不敢与人近距离交往，从而产生自卑心理，影响正常的人际交往，情感交流。

【按摩部位及取穴】足部反射区，承浆、内庭穴等。

【按摩手法】按、揉法等。

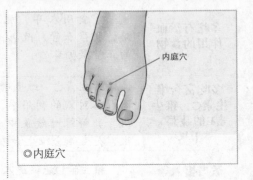

内庭穴

◎内庭穴

治疗口臭的按摩方法

足部按摩法	（1）取坐位，一手托着足背，用另一手的食指关节角按揉足底肾、输尿管、膀胱反射区3～4遍。 再按揉双脚脚掌第一跖趾关节后方，约一横指的胃反射，以及在此后方的十二指肠反射区，各操作5～6次。 （2）若伴有口干、牙床肿痛、腹胀、大便干结症的，充分按揉足二趾趾面，并按揉足部内庭、冲阳、公孙、厉兑穴各1分钟，再从小腿向足趾方向推足背及其两侧各30次。

续表

穴位按摩法	口腔和牙齿是消化系统的延伸，能够反映胃部和整个消化系统的状况。牙龈疾病和口臭都是脾脏—胰腺—胃脏器网络内火过盛（感染或发炎）所致。积食、潮湿、黏液的堆积等，都是内火过盛的可能原因。情感压力也可能导致免疫功能下降，造成口腔和消化道内部的细菌或真菌感染，从而导致口臭。 　　（1）按压唇下一指宽处的承浆穴，时间约1分钟，可刺激唾液及消化酶的分泌。 　　（2）左手拇指及食指按压右脚第二、三脚趾之间的内庭穴，时间3～5分钟，然后左右交换。

　　禁忌：（1）尽量少吃蔗糖，因为蔗糖是龋齿、牙龈疾病和口臭的最大诱因。

　　（2）慎用某些药物，如抗中风药苯妥英有可能引发牙龈疾病和龋齿。

　　（3）情感波动和压力会造成内火上升，应尽量避免，维持心平气和的状态。

【病症自我保健】
口臭的饮食注意事项

　　近年来研究发现，在海带中存在着高效的消除臭味的物质，其消臭的效果是现有口臭抑制物黄酮类化合物的3倍，因此，患有口臭的人常食海带有消除口臭的效果。此外，饮食清淡，多吃含有丰富纤维素的食物有利于清洁口腔，还应适当食用具有清热化湿、避秽除臭作用的食物。如甜瓜子为末，口内含之；茴香做汤饮或生嚼；橘饼常嚼食；用苏子煮水漱口；乌梅脯含化等，均有祛口臭的作用。提高胃肠道中双歧杆菌含量，可以治疗口臭。大豆低聚糖、异麦芽低聚糖、低聚果糖等双歧杆菌因子，对于治疗口臭效果很好。

口臭人宜多吃的食物

生蔬菜和苹果，以保护牙龈；	姜、肉桂和芥末，以防鼻窦炎；
全谷类和水，以防便秘；	胡萝卜、花茎甘蓝、菠菜和柑橘类水果，以摄取β－胡萝卜素和维生素C。

口臭食疗方

咸鱼头豆腐汤	原料：咸鱼头1个，豆腐数块，生姜1片。 做法：洗净所有原料，咸鱼头斩件稍煎后与生姜同放入煲内，加入适量清水用旺火滚约半小时，放入豆腐再滚20分钟便可。 功效：咸鱼头味甘兼具清热作用，而豆腐性凉，有清热解毒之效，对于口腔溃烂、牙龈肿痛、口臭及便秘等都甚有功效。
生芦根粥	原料：芦根30克，大米50克。 做法：芦根洗净后放入煲内，加入适量清水大火煮15分钟，隔渣留汁，加入大米煮成粥，每日1剂，宜每早空腹服用，约5剂见效。 功效：专治因舌干或牙龈肿烂造成的口臭。
黄瓜粥	原料：黄瓜50克，大米100克。 做法：黄瓜去皮切片，与大米同煮粥，随意服食。 功效：专治肝火盛或内湿引致的舌干口臭。

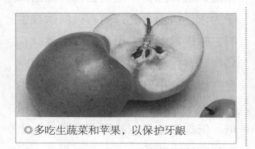

◎多吃生蔬菜和苹果，以保护牙龈

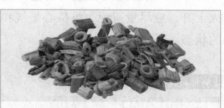

◎用芦根和大米熬制的生芦根粥专治因舌干或牙龈肿烂造成的口臭

口腔溃疡的自我按摩疗法

口腔溃疡，又称为"口疮"，是发生在口腔黏膜上的表浅性溃疡，大小可从米粒至黄豆大小、呈圆形或卵圆形，溃疡面为凹、周围充血。它是以周期性反复发作为特点的口腔黏膜局限性溃疡损伤，可发生在口腔黏膜的任何部位，可自愈。

【按摩部位及取穴】腹部，中脘、涌泉、足三里穴等。

【按摩手法】按、揉、擦、掐法等。

自我按摩疗法

小儿按摩方法

常用手法如下：

（1）患儿仰卧位，家长以食指、中指点按中脘穴并按揉1分钟。

（2）患儿仰卧位，家长以掌根顺、逆时针摩腹各3分钟。

（3）患儿俯卧位，家长以拇指、食指、中指捏拿心俞、脾俞、胃俞穴处肌肉各10～15次。

（4）以掌直擦脊柱及脊柱两侧的肌肉组织，反复操作，以透热为度。

随症加减如下：

（1）心脾积热型。症见唇、舌、颊内或牙龈等处，散见灰白色的溃烂点，周围鲜红，患儿烦躁不安、面赤唇红、流涎、不愿进食、大便干结、小便短赤、舌尖红、苔薄黄。

常用手法加清心经300次，清脾经100次；清大肠经300次，退六腑300次；自命门穴向下推或擦七节骨，以透热为度。

（2）胃热阴虚型。症见口舌生疮已有数日或迁延不愈，口臭流涎，口干口渴，食欲不振，大便干，小便短赤，舌质红，苔黄而干。

常用手法加清天河水300次，清胃经300次；清大肠经100次，退六腑100次；以指推涌泉穴300次；以拇指按揉并弹拨足三里穴1～3分钟。

（3）阴虚火旺型。症见患儿口腔溃疡反复发作，身体虚弱，两颧发红，体形瘦小，口干而饮水不多，大便干，小便黄，舌质红，苔少或光剥无苔。

常用手法加清天河水300次，清小肠经100次；以掌横擦肩背、腰、骶部，以透热为度；揉涌泉穴300次。

一般按摩法

受到冷热食物的摩擦与刺激后，疼痛会加剧。一般人认为，此时应该尽量少触碰溃疡处。可借助对溃疡处周边组织轻度的自我按摩，以促进患处的血液循环，加快痊愈。

对口腔溃疡患者来说，自我按摩并不是直接用手按摩，而是借助牙刷背来进行。具体方法为，动作要轻，第一次按摩时，溃疡可能有些疼痛，但逐渐可以适应，按摩几次溃疡面就可以有明显的好转。

【病症自我保健】
口腔溃疡食疗法

口腔溃疡食疗方

黑枣玫瑰羹	原料：黑枣、干玫瑰花瓣各适量。 做法：将黑枣核取出，把玫瑰花清洗后填入，放碗中盖好，隔水煮烂即可。可适当放些蜂蜜调味，蜂蜜也有治疗口疮的功效。 每日3次，每次吃枣5枚，经常食用。
生地青梅饮	原料：生地15克，石斛10克，甘草2克，青梅30克。 做法：将生地、石斛、甘草、青梅加水适量，同煮20分钟，去渣取汁。 功效：养阴清热，降火敛疮。 用法：每日1剂，分2～3次饮服，可连用数日。
生地莲心汤	原料：生地9克，莲子心6克，甘草6克。 做法：以上三者加水，一同煎煮，去渣取汁。 功效：养阴清热。 用法：每日1剂，连用数日。
竹叶通草绿豆粥	原料：淡竹叶10克，通草5克，甘草1.5克，绿豆30克，粳米150克。 做法：将淡竹叶、通草、甘草剁碎装入纱布袋，与绿豆、粳米一起加水放置30分钟，以文火煮制成粥。 功效：清热泻火，解毒敛疮。 用法：早晚分食。
鲜藕萝卜饮	原料：生萝卜数个，鲜藕500克。 做法：以上二者捣烂绞取汁液。 功效：清热除烦，生津止渴。 用法：含漱。每天数次，连用3日。
莲子甘草茶	原料：莲子15克，甘草2克，绿茶5克。 做法：将上物一并放入茶杯内，冲入开水浸泡。 功效：清心泻热。 用法：代茶频饮。

续表

莲心栀子甘草茶	原料：莲子心3克，栀子9克，甘草6克。 做法：以上诸物加入开水浸泡。 功效：清心泻火。 用法：每天1剂，代茶频饮，可连用3剂。
地芩竹叶饮	原料：生地15克，黄芩9克，淡竹叶15克，白糖适量。 做法：前3味加水煎取汤汁，调入白糖。 功效：清心泻火。 用法：每日1剂，分2次饮用，或代茶频饮。
乌梅生地绿豆糕	原料：乌梅50克，生地30克，绿豆500克，豆沙250克。 做法：将乌梅用沸水浸泡3分钟左右，取出切成小丁或片。生地切细，与乌梅拌匀。绿豆用沸水烫后，擦去外皮，并用清水漂去。将绿豆加清水上蒸笼蒸3小时，待酥透后取出，除去水分，制成绿豆沙。将特制的木框放在案板上，衬以白纸一张，先放一半绿豆沙，铺均匀，撒上乌梅、生地，中间铺一层豆沙，再将其余的绿豆沙铺上，按结实，最后把白糖撒在表面。把糕切成小方块。做点心吃。 功效：滋阴清热，解毒敛疮。

喉咙痛的自我按摩疗法

喉咙痛是由轻度感染或局部刺激引起，表现在喉咙或咽喉部的疼痛、粗糙和刺痛。绝大部分人的喉咙痛都是感冒或扁桃体炎等小毛病导致的。但是如果喉咙痛得特别厉害，严重到发热而且吞咽困难，或者时间特别久，持续超过两三个星期，可能是某些严重疾病的征兆。

【按摩部位及取穴】喉咙，天突、廉泉、尺泽穴等。

【按摩手法】点、揉、压法等。

喉咙痛的原因有多个方面，包括全身病毒感染、腮腺炎、咽炎、咽喉炎或扁桃体炎。另外，如果感觉是鼻道受病毒感染，也可引起喉咙痛。

喉咙痛按摩疗法：

（1）捏揉喉咙。

用手捏喉咙每一寸地方，天突穴位于喉结下的凹陷处，廉泉穴则于喉结上方的凹陷处，以拇指进行点揉，可起到养阴生津、润肺化痰的作用。

（2）指压穴位。

指压"尺泽"和"上尺泽"两处穴道。先将手臂上举，在手臂内侧中央处有粗腱，腱的外侧外就是"尺泽"。"尺泽"上方3-4厘米处用手强压会感到疼痛处，就是"上尺泽"。

指压时放松并将手腕伸直，然后一面深吸一口气一面用食指和中指置于"尺泽"之上，再缓缓地一面吐气一面强压6秒钟。其次再以同样要领指压"上尺泽"。如此交替重复10次，才换手指压，每天各做2次。

另配饮甘草桔梗茶，内外配合。甘草10克、桔梗15克，共煮水半小时即可饮用。假使喉咙痛是由病毒感染引起的，则抗生素无用武之地。但可含服含酚的口含片。酚可以杀死表层的病菌。同样地，使用含酚的喉咙喷剂，也能缓和不适。然而其效果不持久。

此外，气候干燥、喝水少、过度疲劳或某些物质过敏，也可以发生一时性或永久性咽喉疼痛。

中医认为，长期烟酒过度，肺阴虚生内热；或肾阴虚生火；或风热、热毒等也能导致咽喉疼痛。

喉咙痛的药物疗法如下：

1.锌口含片

锌口含片能帮助由感冒引起的喉咙痛。1片葡萄糖酸锌（23毫克），每2小时服用1次，含在口中慢慢溶解，就能使喉咙痛获得缓解。但不能连续使用如此高剂量锌达7天以上，以免干扰体内其他无机盐。

2.盐水或其他溶液

如果吞咽时觉得喉咙痛，则疼痛的位置不太深，可以通过漱盐水或其他溶液来治疗。具体做法如下：

（1）盐水。

将1匙精盐加入500毫升的温水中。这差不多接近生理食盐水的浓度，因此会感觉很温和。每小时漱1次，勿吞咽。

（2）洋甘菊茶。

将1匙干燥的洋甘菊粉泡入1杯热水中，过滤。待微温后使用。

（3）柠檬汁。

在1大杯温水中挤入数滴柠檬汁。

（4）威士忌。

在1大杯温水中加入1匙威士忌酒。以此液体漱喉咙，有助于麻痹喉咙痛。

喉咙痛要以预防保健为主。有时，睡醒的时候喉咙痛是由于张口睡觉。正常情况下，空气先在鼻腔内被湿润，然后才进入喉咙及肺。但用嘴巴呼吸，则略过这个程序，使喉咙干燥、不舒服。专家建议在卧室内使用加湿器，以提高周围环境的湿度。

【病症自我保健】
咽喉痛食疗法

咽喉痛食疗方

滋阴清热饮	天冬12克、麦冬12克、桔梗9克、山豆根6克、青梅30克、甘草6克，水煎服，每天1剂。 有滋阴清热、解毒利咽之功效。适用于治疗咽喉肿痛、急性咽喉炎和扁桃体炎等。
罗汉果雪梨梅煎	雪梨1个或雪梨干30克、罗汉果半个、青梅20克，水煎服或代茶饮，每天1剂。 有滋阴清热、解毒的功效。可治疗急慢性咽炎。
银耳沙参鸡蛋饮	银耳10克、北沙参10克，水煎取汁，然后打入鸡蛋1～2个，蛋熟后加适量冰糖服用，每天1剂。 有养阴清热、润肺等功效。适用于治疗阴虚肺燥引起的咽干喉痛、口渴等症。
沙参玉竹麦冬煎	沙参15克、玉竹10克、麦冬10克、天花粉3克、地骨皮6克，水煎服，每天1剂。 对恢复声带疲劳，防治嘶哑有很好的效果；对病后咳嗽，阴虚发热不退等也有效。
乌梅饮	每次用乌梅5枚，打烂，放杯内，开水适量浸泡15分钟，去渣，慢慢含咽，每天1次。 有敛阴生津等功效。适用于治疗慢性咽喉痛及声音沙哑等症。
花生汤	每次用花生仁100克，去红衣，加水适量煮熟，调味连汤食用，每天1次。 有舒脾润肺等功效。适用于慢性咽喉痛、声音沙哑者服用。

鼻出血的自我按摩疗法

很多人都遭遇过鼻出血。当头部受到撞击或鼻子受到打击时，因局部血管受伤而引起流血，不必过分担心。但是如果突然出血，则不可忽视。因为这种突然性鼻出血有可能是心脏病、高血压、动脉硬化等病所引起的。

【按摩部位及取穴】鼻孔，风池、迎香穴等。

【按摩手法】按、揉、掐、擦法等。

一般常见的成年人鼻出血，大都是因"上火"而引起的，但也有因感情变化、气候变化等环境变化和营养状态变化而出血，这种情形常见于一般年轻男女。但是女性在月经期或妊娠期，也有可能突然出血。

自我按摩疗法

按摩方法一	（1）患者半卧位或坐位，术者以拇指和食指捏住双侧鼻孔，让患者暂时以口呼吸。时间为1～3分钟。 （2）以拇指、食指指尖按压在鼻孔两边的迎香穴上，先按后揉1～2分钟，以局部有酸胀感为度。 （3）以两拇指按压在风池穴上，用力按1分钟，揉15～20次。
按摩方法二	常用手法如下。 （1）患者仰卧或坐位，术者以拇指指腹按压双侧迎香穴各1～3分钟。 （2）以拇指峰用力掐人中穴1～3分钟。 （3）以食指掐上星穴1分钟。 （4）以拇指按揉双侧合谷穴各1～3分钟。
	随症加减如下： （1）风热犯肺型。 症见鼻出血或涕中带血，口干咽痛，咳嗽少痰，发热恶风，头身疼痛，舌质红，苔薄黄。

续表

	常用手法加清肺经300次，清天河水300次；按揉大椎、曲池穴各1分钟；掌擦背、腰、骶部1～3分钟。 （2）胃热炽盛型。 　症见鼻孔出血，色红量多，伴牙龈出血、口渴引饮、烦躁不安、口臭、大便秘结、小便黄赤、舌质红、苔黄。 　常用手法加清大肠100次，清胃经300次，退六腑200次；按揉双侧足三里穴各1～3分钟；推下七节骨300次。 （3）肝火上炎型。 　症见鼻孔出血，时发时止，伴头晕目眩、心烦易怒、面红目赤、舌质红、苔黄。 　常用手法加清心经100次，清肝经200次；以指搓擦涌泉穴1～3分钟；按揉三阴交、太冲穴各1分钟。 （4）气血不足型。 　症见鼻孔出血，血色淡红，伴身疲乏力、头昏目眩、腰酸腿软、精神不振、纳差、舌质淡、苔薄白。 　常用手法加补脾经300次，揉板门穴300次；摩中脘穴2～5分钟；按揉脾俞、胃俞穴各1分钟；捏脊5～7遍。

【病症自我保健】
鼻出血食疗法

鼻出血有时可导致严重的后果，如出血过多，就会出现贫血、虚脱等。但同时它又是某种严重的全身性疾病的征兆。鼻出血的常见症状为鼻中出血，反复发作，难以自止，多为一侧鼻孔发生，出血多的可从口中和另一个鼻孔同时流出，长期、大量出血可出现面色苍白、出冷汗、脉搏快而弱和血压下降等休克症状。

鼻出血原因很多，有鼻外伤、黏膜上结干痂皮、受酸碱异物的损伤、日晒过热、饮酒过多等。常流鼻血是心血管系统疾病、各种感染、血液疾病和其他疾病的并发症。

当鼻腔过于干燥时，里面的毛细血管就会破裂，导致流血。中医认为鼻出血是由人的气血上逆导致的。鼻属于肺窍，鼻子出现病症，一般来说，与肺和肝等部位出现异常有着很大的关系。当人的气血上升，特别是肺气较热时，人就会流鼻血。

预防鼻出血，平时应保证身体的正常休息，多吃新鲜蔬菜、水果，如番茄、芹菜、萝卜、莲藕、荸荠、西瓜、雪梨、枇杷、橙、橘子、山楂等，忌多食导致上火的辛燥、煎炸食品。针对易发生鼻出血的体质，可选用以下中药食疗方，以促进痊愈和巩固疗效。

鼻出血食疗方

阿胶炖瘦肉	做法：阿胶6克，瘦肉30克（切片），同放碗内，加适量开水，加盖隔水炖1小时，加入少许精盐调味食用。 功效：有滋阴养血、止鼻血功能。
生地二根饮	做法：鲜生地、鲜白茅根各30克，鲜芦根50克，水煎服，每日1剂，代茶饮，连用7～10天。 功效：能清热凉血、止血。
黄花菜瘦肉汤	做法：黄花菜30克（干品，浸泡洗净），瘦猪肉100克，蜜枣2枚，同入锅内，加水适量慢火炖1小时，以精盐调味后食用。 功效：有清热平肝、润燥、止鼻血之效。
鲜藕汁饮	做法：鲜藕300克洗净，磨烂挤汁50～100毫升；每次50毫升，用少量白糖调匀，炖滚后服。 功效：可清热解暑、凉血止血。
鲫鱼石膏煲豆腐	做法：鲫鱼1条约150克，豆腐200克，生石膏30克；将鱼宰好洗净后，与豆腐、生石膏同放入锅内，加水适量煲1小时，以精盐调味即可食用；幼儿可只饮汤不吃渣，以防鱼骨鲠喉。 功效：有清肺热、降胃火、止鼻血的功效。

青光眼的自我按摩疗法

青光眼是一种发病迅速、危害性大、随时可导致失明的常见疑难眼病，是一种引起视神经损害的疾病。

【按摩部位及取穴】颈项部、头部等，耳垂中点，印堂、睛明、承泣、四白、瞳子髎、太阳穴等。

【按摩手法】推、揉、抹等。

青光眼的自我按摩疗法

颈项部按摩法	按摩颈项部，明显感觉到有压痛或颈椎变形则需多按揉其处。因为颈部异常会导致眼睛疲劳、视力下降，甚至出现青光眼等症状。 在异常部位多施以按揉便会收到意想不到的效果。效果明显时只需3～5分钟就会感到眼睛变得明亮起来。
头部按摩法	（1）多揉耳垂中点、印堂、睛明、承泣、四白、瞳子髎、太阳穴。 （2）当按摩分坎宫时，手指从眉毛上由印堂分抹向太阳穴，然后由目下眶的鼻侧分抹向外眼角处，再沿睛明穴由眼球上方轻推向外眼角处，反复做36次。 （3）左手拇指、食指指尖轻放在两侧睛明穴，右手掌放在头后部位，轻轻对按3～5分钟。若头后部位有凉感，按至凉感消失，最好是发热为止。
穴位按摩法	多推涌泉穴，多揉复溜、养老穴。 青光眼患者快速摩擦双手，当感到双掌因摩擦发热时，迅速将手掌根部放在双眼球上，用手热敷。 双手摩擦会产生高静电，眼球接触双掌会受到一股电流作用，产生治疗效应。如果每天数次，并持之以恒，可使眼压下降，眼球变软，症状缓解。

中老年人青光眼预防事项

保持愉快的情绪	生气和着急以及精神受刺激，很容易使眼压升高，引起青光眼，平时要保持愉快的情绪，不要生气和着急，不要为琐事焦虑不安。
保持良好的睡眠	睡眠不安和失眠，容易引起眼压升高，诱发青光眼，老年人睡前要洗脚、喝牛奶，帮助入睡，必要时服催眠药，尤其是眼压较高的人，更要睡好觉。
不久处光线暗的环境	在暗室工作的人，每1～2小时要走出暗室或适当开灯照明。情绪易激动的人，要少看电影，看电视时也要在电视机旁开小灯照明。

续表

避免过劳	不管是体力劳动还是脑力劳动，身体过度劳累后都易使眼压波动，所以要注意生活规律，劳逸结合，避免过劳。
不要暴饮暴食	暴饮暴食，大吃大喝，都会使眼压升高，诱发青光眼。老年人吃饭要吃八分饱，不吸烟，不喝酒，不喝咖啡，不喝浓茶，不吃辛辣及有刺激性的食物。
多吃蜂蜜及其他利水的食物	口服蜂蜜后，血液中的渗透压就会升高，于是把眼内多余的水分吸收到血液中来，从而降低眼压。

【 病症自我保健 】

青光眼患者的饮食注意事项

视神经由很多神经纤维组成，当眼内压增高时，可导致神经纤维损害，引起视野缺损。早期轻微的视野缺损人们通常难以发现，如视神经严重受损，可导致失明。

青光眼患者要注意饮食，有烟酒嗜好者，应戒除；多食素淡之物，少食辛辣厚味；节制饮料（包括茶水），因多饮可引起眼压升高和精神兴奋而影响睡眠。

青光眼用饮食疗法辅助治疗时，许多食物有加速房水排出、减少房水生成，从而降低眼压的良好效果。

蜂蜜是一种高浓度的过饱和溶液，有较强的吸湿性，服后能使血液渗透压增高，以吸收眼内水分，降低眼压；小豆、黄花菜、薏米、丝瓜等食物有明显的健脾作用，可减少眼球内水液的聚留。

需要注意的是，精神因素可使精神过度紧张而诱发眼压升高，莲子心、麦片、核桃等具有养心安神的功效，也是青光眼患者应多食之物。

便秘会引起身体中毒，影响正常血液循环，同时也会促使眼内房水分泌量增加而引起眼压升高，因此，青光眼患者还应多摄食如蘑菇、海带、蚕豆、绿叶蔬菜和水果等富含纤维素的食物。

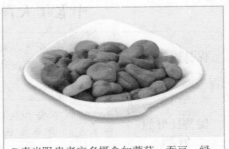

◎青光眼患者应多摄食如蘑菇、蚕豆、绿叶蔬菜和水果等富含纤维素的食物

青光眼的取穴与按摩

特效穴1：瞳子髎穴

▶ **功能主治**

瞳子髎穴	对一切眼疾——目赤、目肿痛、角膜炎、屈光不正、青光眼等病症有特效。
属足少阳胆经穴位	对于头痛、三叉神经痛、颜面神经痉挛及麻痹等病症，长期按压此穴也会有很好的调理保健功效。

▶ **标准取穴**

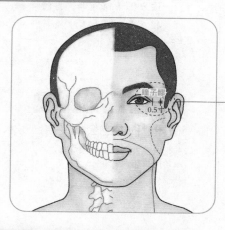

该穴位于面部，眼睛外侧 0.5 寸处凹陷处。

◇ **配伍治病**

目生内障：
瞳子髎配合谷、临泣和睛明
妇人乳肿：
瞳子髎配少泽穴
功用： 降浊去湿

▶ **取穴技巧及按摩手法**

端坐，两手屈肘朝上，手肘弯曲、支撑桌上，五指朝天，掌心向着自己。以两手拇指置于目外眦凹陷处，太阳穴斜下、前方，两拇指相对用力垂直按穴位即是。

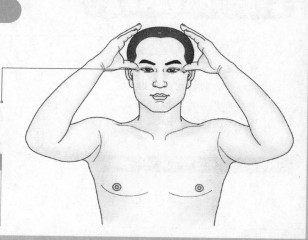

程度	指法	时间/分钟
重		1~3

特效穴2：阳白穴

阳白穴	可治疗一切眼部的疾病。
属足少阳胆经穴位	长期按压此穴，对头痛、视物模糊、眶上神经痛、面神经麻痹、眼睑下垂、夜盲、眼睑瘙痒、呕吐、恶寒等病症，也会有很好的调理保健功效。

▶标准取穴

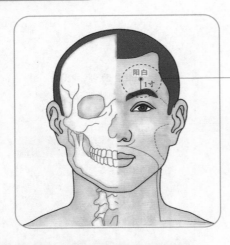

该穴位于前额部，当瞳孔直上，眉上1寸。

阳白
1寸

◇ 配伍治病

目赤肿痛、视物昏花、上睑下垂：
阳白配太阳、睛明和鱼腰穴
功用：益气壮阳

▶ 取穴技巧及按摩手法

正坐，举两手两肘尖顶放桌面上，轻握拳，掌心向下，将拇指指尖贴于眉毛正上方，拇指指尖正上方的穴位即是。

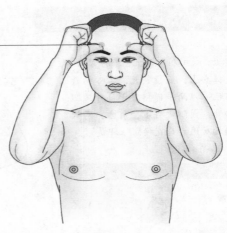

程度	指法	时间/分钟
轻		1～3

青光眼食疗方

冬瓜小豆汤	冬瓜500克，连皮洗净，小豆30克，共煮汤，饮汤吃瓜。
小麦大枣汤	小麦50克，大枣10枚，加水适量共煎汤，每日2次，早晚各1次，食枣饮汤。
莲子百合饮	莲子30克，百合30克，加水适量，文火炖烂，用白糖调饮，每日1剂，睡前食用。
枸杞羊肾汤粥	鲜枸杞叶500克，洗净切碎，羊肾2个，洗净去臊筋后，切碎，大米250克，淘净共煮成粥，分数餐食用。
生地青葙子粥	生地15克，青葙子9克，陈皮6克，加水适量共煎汤去渣后取汁，加入粳米60克煮粥，每日1剂，连服7天。
枸杞决明汤	人参15克，牛膝9克，枸杞子15克，决明子9克，煎汤去渣，用蜂蜜冲服，每日1剂。

脱发、白发的自我按摩疗法

脱发、白发是一种常见的现象。脱发的原因很多，病理性脱发常与急性传染病、全身疾病、皮肤病有关。生理性脱发可因营养不良、神经功能障碍、内分泌失调引起。

【按摩部位及取穴】颈部、肩部等，风池、率谷、玉枕、百会、上星穴等。

【按摩手法】按、揉、点、叩、搓法等。

很多人脱发都与神经或精神因素密切相关，常因精神压力过大，情绪极度不稳，引起交感神经持续兴奋，毛细血管痉挛收缩，从而使毛囊根部营养不良，造成毛发骤然大量脱落。

通过按摩，可以有效地改善患者的脱发、白发状况。

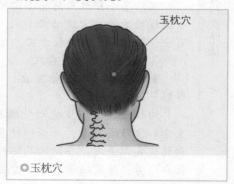

◎玉枕穴

脱发、白发的自我按摩疗法

<table>
<tr>
<td>一般按摩法</td>
<td>

（1）端坐，调整呼吸，平心静气。沿膝下肾经，由下而上做局部轻柔按摩5次。以拇指交替按压两侧三阴交穴5次，在膝下膀胱经由上而下做螺旋式按揉5次。

（2）在脱发处涂生姜牛奶汁，然后以手有规律地抓揉局部至整个头部，再由头部点叩至患病局部，来回共5遍。

点按同侧风池、率谷、玉枕、百会、上星穴1～3遍。最后拿捏颈部及肩部15遍。搓颈项5遍。

（3）以手搓热、贴熨眼球1分钟。再以手搓热摩腹1分钟，以兴奋迷走神经。

白发患者也可选用以上按摩疗法治疗。

</td>
</tr>
<tr>
<td>穴位按摩法</td>
<td>

预防白发、脱发可以通过头部按摩。头部按摩和穴位按摩能加快血液循环，疏通经络，如持之以恒，可防治白发、脱发。

（1）梳头。

两手手心向内，手指分开如爪，从额抓到头后颈部，如用梳子梳头一样，但要抓得头皮沙沙作响。反复抓30～50次，抓后以头皮有发热感为度。

（2）取穴按摩。

用两手手指取两眉头小凹陷处的攒竹穴揉动数十次，再取前额正中发际处的神庭穴揉动数十次，然后取头顶正中及头正中后发际处的百会、脑户穴各揉动数十次。

（3）擦命门、肾俞穴。

命门穴在第二腰椎突出，肾俞穴在命门穴两侧。用两拳贴紧，摩擦。

油性头发者宜少吃动物脂肪和糖类，注意补充维生素C、B族维生素和优质蛋白质；无论何种原因所致脱发者均应经常使用温水和柔和的洗发剂洗发，在清洁局部的同时，可以增进微循环，解除精神紧张和疲劳；使用硫黄皂和蛋黄洗剂对生发有促进效果。

</td>
</tr>
</table>

【病症自我保健】
脱发、白发食疗法

脱发、白发食疗方

玻璃核桃仁	原料：核桃仁250克，白糖、生油各适量。 做法：炒锅放生油，烧至四成热时，放入核桃仁炸至漂起时捞出。锅内留少量底油，烧至五成热时放入白糖搅炒，待糖化开起小泡时倒入核桃仁，颠翻拌匀，使糖匀布核桃仁上即成。 主治：须发早白易脱落，容颜易老。
山药黑芝麻糊	原料：山药15克，黑芝麻、冰糖各120克，玫瑰糖6克，鲜牛奶200毫升，粳米60克。 做法：将粳米洗净，用清水浸泡1小时，捞出沥干，山药切成小颗粒，黑芝麻炒香，将以上3物放入盆中，加水和鲜牛奶拌匀，磨碎后滤出细茸待用。锅中加入清水、冰糖，化开过滤，烧开后将粳米、山药、芝麻3味的浆汁慢慢倒入锅内，加入玫瑰糖，不断搅拌成糊，熟后起锅即成，可供早晚餐食。 主治：病后体弱，须发早白。
琥珀莲子	原料：莲子300克，桂圆肉100克。冰糖、糖桂花各适量。 做法：放清水先将莲子烧沸，改为小火炖约30分钟捞出待用。用一颗桂圆肉包一粒莲子，放入砂锅内加冰糖烧沸，改小火炖至熟烂，倒入糖桂花即成。 主治：早衰发白，体力不支。
木耳芝麻饮	原料：木耳5克，黑芝麻10克，白糖30克。 做法：将木耳用温水泡发2小时，去蒂，撕瓣。黑芝麻炒香。再将木耳、黑芝麻放入铝锅内，加水适量，置中火煎熬1小时，滤出汁液；再加水煎熬，将两次煎液合并，放入白糖拌匀即成。 主治：须发早白。
桑葚膏	原料：桑葚20克。 做法：桑葚加水煎服，或熬膏食用。 主治：头发早白。 按注：一方加枸杞子更有效。

续表

羊骨肉粥	原料：羊骨、羊肉各适量，黑芝麻、核桃仁、黑豆各5克，粳米100克。 做法：先将黑芝麻、核桃仁、黑豆研成细末，羊骨、羊肉加水煮汤，取汤1/3煮粥，兑入药末，粥将熟时，可调入调料。 主治：白发。
莲百炖猪肉	原料：莲子30克，百合30克，瘦猪肉250克，料酒、精盐、味精、葱段、姜片、猪油各适量。 做法：猪肉洗净，余去血水，切块。烧热锅加入猪油，煸香葱姜，加入肉块煸炒，烹入料酒，煸炒至水干。加入清水、精盐、味精、莲子、百合烧沸，撇去浮沫，改为小火炖烧至肉熟烂，拣去葱姜即可出锅。做菜肴食用。 主治：须发早白。

花粉症的自我按摩疗法

花粉症是由花粉引起的呼吸道变态反应病。花粉抗原作用于有变态反应体质的人，使其致敏，产生相应的花粉抗体。这种抗体属免疫球蛋白，它附着于肥大细胞上，当再次接触同一花粉抗原时，即在肥大细胞上发生抗原抗体反应，通过一系列过程，释放出组胺等多种介质，导致黏膜水肿、血管内液体渗出、分泌物增多、局部刺激和平滑肌收缩等。

【按摩部位及取穴】小腿，风池、合谷、迎香及鼻通穴等。

【按摩手法】按、压法等。

中医认为花粉症的发生，其内因多为脏腑功能失调，外因多为感受风寒、异气之邪侵袭鼻窍所致。内因的部分首要是肺、脾、肾之虚损，这一观念中也涵盖有体质、遗传要素。疾病的形态表现是辨别疾病及病患实质所不可疏忽的要素，而依据这些征候分辨虚实寒热，再选择用药治疗，这就是辨证论治的精神。

临床治疗上，中医常将花粉症分为发作期及缓解期进行治疗。只需透过温补肺脏，健脾益气，温补肾阳或滋养肾阴等方法调理病患体质，加强病人抗病能力，就能确实改善病情，但也需持续治疗3个月以上，乃至半年至一年才能够治愈。

花粉症的自我按摩疗法

小腿按摩法	有人将小腿称为人体的第二心脏，这里出现问题就会影响血液循环，引发各种各样的疾病。所以，按摩小腿，让其变得柔软，就可以促进血液循环，抵御花粉症。在按摩过程中可能会产生一些疼痛，但对缓解症状非常有效。
穴位按摩法	鼻子过敏时，患者可每日指压按摩风池、合谷、迎香及鼻通等穴位。 风池穴位于颈项大筋两旁凹陷，与耳垂相平处，按摩时反掌往后，以拇指指腹按压。 合谷穴位于两手手背虎口处，按摩时以另一手的拇指指尖按压，但须留神，因合谷穴的经络是通往对侧鼻翼的，故左鼻塞要指压右合谷，右鼻塞要按压左合谷。这就是中医所谓的左病治右，右病治左。 迎香穴在鼻孔旁0.5寸处，鼻唇沟上，按压时是以食指指腹施行之。 鼻通穴位于鼻唇沟与鼻翼的交会点。

【病症自我保健】
花粉症食疗法

药膳食疗方面，辨别选用黄芪、莲子、西洋参、枸杞子、新鲜山药、茯苓、薏米、芡实等，健脾益肾又美味的药材与食物并煮服食或煎汤代茶饮用。如四神汤、莲子羹、山药排骨汤、参芪枸杞茶等。

花粉症食疗方

四神汤 （3～4人份）	药材：山药20克，茯苓15克，芡实20克，莲子20克，薏米20克。 食材：猪肚、排骨、红肉、猪肠，视各人喜好选用，但皆应洗净，以热水汆烫去血水及腥味。米酒半碗至一碗。 煮法：药材略以冷水冲净，以净水浸泡约1小时，加入处理过的食材及1/2米酒，放入锅内炖煮即可，起锅前再放入剩余米酒，再焖5分钟即可。

续表

莲子羹 （3~4人份）	食材：莲子30克，大枣20克，银耳25克，冰糖适量。 煮法：将莲子洗净，以水泡1小时，加入洗净的银耳、大枣（应先剖开）以锅炖煮，煮好后再加入冰糖煮沸溶化即可。
山药排骨汤	食材：排骨洗净（以热水汆烫去血水及腥味），新鲜山药250克。 煮法：山药去皮，加入处理过的排骨，放入锅内炖煮即可，起锅前放入适量米酒，再焖5分钟即可。
参芪枸杞茶	药材：西洋参或党参20克、黄芪15克，枸杞子15克。 煮法：将药材放入锅中，加入1000毫升的水，大火煮沸后，以小火熬煮15分钟即可，代茶饮用。

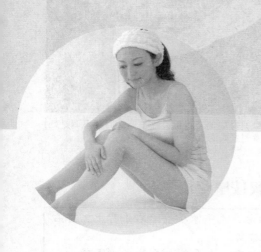

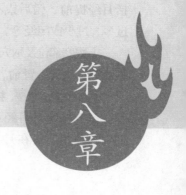

第八章

妇科疾病的
自我按摩疗法

●由于生理上的差异，同男性相比，女性更容易患病。妇科疾病让女性遭受许多痛苦。女性到更年期时，患妇科疾病的危险就更大了。如何健康地度过每一天，如何平稳地度过更年期，关系着女性的健康，也关系着家庭的幸福。通过按摩，学会面对不同的妇科疾病，做好日常保健，是女人拥抱健康的开始。

月经不调的自我按摩疗法

月经失调，也称月经不调。月经不调是妇女月经病的俗称，指月经的周期、经色、经量、经质的改变。包括月经提前、错后或不定期，月经量过多、过少或闭经等。

【按摩部位及取穴】下腹、脐周、腰骶等，关元、肾俞、足三里穴等。

【按摩手法】按、揉、搓、擦法等。

自我按摩对月经不调有一定的辅助治疗作用，可在月经前后几天睡觉和起床时各做一次。

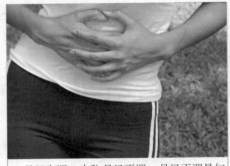

◎月经失调，也称月经不调。月经不调是妇女月经病的俗称

月经不调的自我按摩疗法

一般按摩法	平卧床上，双目微闭，呼吸调匀，左手掌重叠于右手背上，将右手掌心轻轻放在下腹部，静卧1～3分钟。 （1）团摩下腹：做好预备式之后，左手掌心叠放在右手背上，将右手掌心放在下腹部，适当用力按顺时针、逆时针做环形摩动1～3分钟，以皮肤发热为佳。 功效：益气壮阳，交通心肾。 （2）团摩脐周：在预备式的基础上，左手掌叠放在右手背上，将右手掌心放在肚脐下，适当用力按顺时针绕脐团摩腹部1～3分钟，至腹部发热为佳。 功效：温经散寒，调理气血。
穴位按摩法	（1）揉按关元穴。 穴位：关元穴。 手法：右手半握拳，拇指伸直，将拇指指腹放在关元穴上，适当用力揉按0.5～1分钟。 功效：滋养肝肾，调经止痛。 （2）按揉足三里穴。 穴位：足三里穴。 手法：将一手食指与中指重叠，中指指腹放在同侧足三里穴上，适当用力按揉0.5～1分钟。双下肢交替进行。 功效：补脾健胃，调和气血。

月经量或多或少为月经过多或过少；色、质改变异常与经期、经量异常同时发生。

精神因素、劳累过度、生活规律改变、饮食改变、环境改变、寒冷刺激、使用激素等也会导致月经不调。中医认为，本病与肾、肝、脾三脏有密切关系，多与脏腑功能失调、气血失调、冲任不固有关。

月经前后的饮食禁忌

月经不调的临床症状表现为月经周期或出血量的异常，或是月经前、经期时的腹痛及全身症状。月经不调的典型特征是：经期提前或错后7天以上为月经先期或后期；月经周期或前或后没有规律为月经先后不定期；

月经不调饮食禁忌

（1）月经时常早来的人，应少吃辛香料，少吃肉，少吃葱和洋葱，多吃青菜。

（2）月经总是迟来，宜少吃冷食多吃肉。经期第一、二天最好吃姜炒鸡肝或猪肝，多食用补血的食物。

（3）在月经前、中、后三个时间段，若摄取适合当时身体状况之饮食，可调节女性生理心理上种种不适，也是使皮肤细嫩光滑的美容良机。

（4）月经前烦躁不安、便秘、腰痛者，宜大量摄食促进肠蠕动及代谢之物，如青菜、豆腐等，以调节身体之不适状态。

（5）月经来潮中，可摄食动物肝脏等，以维持体内热量。此时，甜食可多吃，油性食物及生冷食物皆不宜多吃。

月经不调食疗方

1. 木耳大枣茶
做法：木耳30克，大枣20枚，共煮汤服之。每日1次，连服。
功效：补中益气，养血止血，主治气虚型月经出血过多。

2. 山楂红糖饮
做法：生山楂肉50克，红糖40克。山楂水煎去渣，冲入红糖，热饮。非妊娠者多服几次，经血亦可下。
功效：活血调经，主治妇女经期错乱。

3. 茴香酒
做法：小茴香、青皮各15克，黄酒250毫升，将小茴香、青皮洗净，入酒内浸泡3天，即可饮用。每次15～30毫升，每日2次，如不耐酒者，可以醋代之。
功效：疏肝理气，主治经期先期后期不定、经色异常、无块行而不畅、乳房及小腹胀痛等症。

月经不调的取穴与按摩

特效穴1：太溪穴

▶ **功能主治**

太溪穴 **属足少阴肾经穴位**	有益肾、清热、健腰膝、调节内脏之功效；主治肾炎、膀胱炎、月经不调、遗尿、遗精、神经衰弱、腰痛、足底痛等病症。
	用刮按法治疗男性前列腺疾病及妇女子宫疾病有特效。
	咽喉肿痛、耳鸣、失眠、脱发等，常按揉此穴，有很好的保健调理作用。

▶ **标准取穴**

太溪穴位于足内侧，内踝后方与脚跟骨筋腱之间的凹陷处。

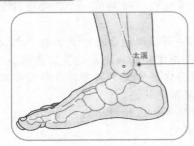

太溪

◇ **配伍治病**

热病烦心，足寒清：
太溪配然谷穴
肾胀：
太溪配肾俞穴
心痛如锥刺：
太溪配支沟、然谷穴
功用： 清热益气

▶ **取穴技巧及按摩手法**

取穴时可采用正坐姿势，平放足底，足内侧踝骨与脚跟骨筋腱之间的凹陷处即为太溪穴。按摩时可用拇指指腹按压，先按顺时针方向旋按20次，再按逆时针旋按20次即可。

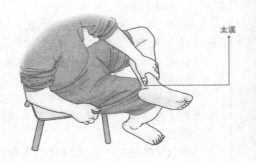

太溪

程度	指法	时间/分钟
轻		1~3

特效穴2：滑肉门穴

▶ 功能主治

滑肉门穴
属足阳明胃经穴位

- 此穴主治吐舌、舌强、重舌等病症。
- 对调理脂肉、健美减肥具有很好的效果。
- 坚持长期按压，对慢性胃肠病、呕吐、胃出血、月经不调、不孕症、肠套叠、脱肛等病症，会有很好的调理保健功效。
- 配伍足三里穴，对胃病有不错的疗效。

▶ 标准取穴

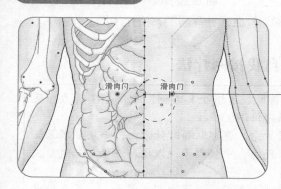

人体的上腹部，当脐中上1寸，距前正中线2寸处即是。

◇ 配伍治病

胃痛：
滑肉门配足三里
功用： 健美减肥、润滑脾胃

▶ 取穴技巧及按摩手法

仰卧或正坐，拇指与小指弯曲，中间三指伸直并拢，手指朝下，以食指第一关节贴于肚脐之上，则无名指第二关节所在位置即是该穴。

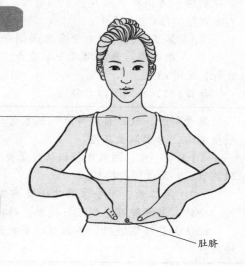

肚脐

程度	指法	时间/分钟
重		1~3

闭经的自我按摩疗法

凡年过18岁月经尚未来潮者称之为原发性闭经；凡以往已有过正常月经，现月经连续3个月不来者称为继发性闭经。妊娠、哺乳、绝经期闭经属正常生理现象。

【按摩部位及取穴】腹部、腰骶，命门、关元、气海、中极、足三里、三阴交、太冲、调经穴等。

【按摩手法】按、揉、捏法等。中医根据辨证将闭经分为不同的类型。第一，气血虚弱：月经逐渐后延，量少，经色淡而质薄，继而停闭不行，或心悸、气短、乏力，或头晕、眼花、健忘、羸瘦萎黄。脉沉数，舌苔少或舌苔白。第二，气滞血瘀：月经数月不行，精神抑郁，烦躁易怒，胸胁胀满，小腹胀痛或拒按，舌边紫暗或有瘀点，脉沉涩或沉弦。

通过按摩，可以有效地理气活血，补肾通经，治疗闭经。

闭经的自我按摩疗法

一般按摩法	（1）第一步，嘱患者仰卧，术者坐其右侧，先用手掌着力，反复推运拿揉腹部（小腹剧痛部位不宜推按）。 小腹摩法方向取逆时针方向，腹部取顺时针方向，手法要求深沉缓慢，同时配合按揉关元、气海、中极穴等，捏揉足三里、三阴交、太冲、调经穴等。 （2）第二步，患者翻身为俯卧位，施术者用手掌着力，反复按摩腰骶数遍，再用双手拇指和中指着力，重点按点膈俞、脾俞、肾俞、志室穴等，每穴2分钟。 （3）第三步，再用双手拿揉两侧命门穴及带脉。 （4）第四步，最后用双手掌着力，按摩推运腰骶及命门穴等约3分钟，治疗结束。 每日1次，每7日为1疗程。
其他按摩法	患者仰卧，双腿自然伸直，施术者坐于或者立于患者一侧，治左侧坐其右，治右侧坐其左。 （1）第一步，用双手拇指从膝盖关节下开始，沿小腿内侧下行至踝关节止，反复进行擦揉。 （2）第二步，用手掌擦热小腿内侧，如此两腿交替进行。按摩2~3分钟，患者即可感到经行通畅，疼痛消失。 此法如能经常进行，不但可以有效治疗痛经，而且还利于闭经的治疗。

闭经食疗法

闭经食疗方

痰湿阻滞	表现：月经来潮后又逐渐停闭，胸胁满闷，精神疲倦，白带增多，或呕吐痰涎。舌淡胖，苔滑腻，脉弦滑。多见于形体肥胖患者。 （1）薏米30克，炒扁豆15克，山楂15克，红糖适量，同煮粥食。每天1次，每月连服7～8天。 （2）苍术30克，粳米30～60克。先将苍术水煎去渣取汁，再入粳米煮粥，每日1次，可连续服食数天。
肝肾阴虚	表现：月经超龄未至，或初潮较迟，量少色淡，渐至闭经，或闭经日久，消瘦低热，皮肤干燥，面色晦暗，口干舌燥，两颧发红。伴头晕目眩，腰膝酸软，舌红少苔，脉弱或细数。 制首乌60克，枸杞子15克，猪肝200克。制首乌、枸杞子煎水取浓汁；猪肝切片，用豆粉、盐、醋、白糖、酱油拌匀，用植物油炒熟，放入前汁及葱、姜。分2次服。
气滞血瘀	表现：大怒之后或忧思不解，月经骤停或数月不行，小腹、胸胁胀痛，乳房发胀，面色萎黄带有青灰色，头痛，烦躁不安或抑郁，失眠多梦，食欲不佳。舌淡有瘀斑或瘀点，脉细涩。常见于有精神刺激病因的患者。 （1）益母草50～100克，橙子30克，红糖50克，水煎服，每天1次，每月连服数天。 （2）川芎6～9克，鸡蛋2个，红糖适量，加水煎煮，鸡蛋熟后去壳取蛋，再煮片刻，去药渣，加红糖调味，吃蛋喝汤。每天1次，连服5～7天。
气血不足	表现：月经逐渐减少，以至完全停止，面色苍白或萎黄（枯黄面，无光泽），头晕目眩，心慌气短，精神疲倦，失眠多梦，食欲不佳。舌淡苔薄白，脉沉细无力。常见于产后出血量多，哺乳时间过长，多孕多产，营养不良患者。 当归30克，黄芪30克，生姜65克，羊肉250克。将羊肉切块，生姜切丝，当归、黄芪用纱布包好，同放瓦锅内加入水适量，炖至烂熟，去药渣，调味服食。每天1次，每月连服3～5天。

续表

寒凝血瘀	表现：月经闭止，小腹冷痛，胸闷恶心，四肢不温，面色发青，带下色白量多。舌暗淡，边有瘀斑，苔薄白，脉细涩或弦。 （1）艾叶9克，生姜15克，鸡蛋2个，加水适量，放入砂锅内同煮，蛋熟后去壳取蛋，再煮片刻，调味后饮汤食蛋，每天1次，每月连服5~6次。 （2）当归30克，生姜15克，羊肉250克，放瓦锅内共煮汤，烂熟后调味服食。每天1次，每月连服5~6次。

不孕症的自我按摩疗法

不孕症是指婚后同居，有正常性生活，未避孕达1年以上而未能怀孕者。不孕症根据婚后是否受过孕又可分为原发性不孕和继发性不孕。原发性不孕指从未妊娠过；继发性不孕指曾有过妊娠，以后1年以上未避孕而未再妊娠。

【按摩部位及取穴】关元、气海、中极、肾俞、命门、八髎等穴。

【按摩手法】禅推、按、揉、擦法等。

按摩能温肾暖宫、滋肾调中、疏肝理气、化痰调任、祛瘀调冲而调经，最后达到治疗不孕症的目的。

不孕症的自我按摩疗法

肾阳不足的按摩法	（1）取仰卧位，用掌按法持续按压关元、气海、中极穴各2分钟，以其下腹部、腰部及会阴部有发热感为度；再用掌揉法揉下腹部2分钟。 （2）取仰卧位，用禅推法推两下肢三阴交、然谷穴各1分钟；再用手掌尺侧面擦两足底涌泉穴各1分钟，以有热感为度。 （3）取俯卧位，用掌揉法揉背部膀胱经，并用禅推法推两侧肾俞、脾俞、命门穴各1分钟；再用指擦法擦肾俞、命门、八髎穴各2分钟，以皮肤微红微热为度。
肾阴亏虚的按摩法	（1）取仰卧位，用掌摩法上下往复摩任脉2分钟；再用掌按法持续按压关元穴2分钟，以其下腹部有热感为度；最后用掌揉法揉下腹部2分钟。

续表

	（2）取仰卧位，用禅推法推两下肢三阴交、足三里、血海、太溪穴各1分钟；再用拇指指腹按揉两足底涌泉穴各1分钟。 （3）取俯卧位，用禅推法推两侧肝俞、脾俞、命门、白环俞穴各1分钟；再用掌擦法擦肾俞、命门、白环俞穴各2分钟。
痰湿阻滞的按摩法	（1）取仰卧位，将手掌擦热后紧贴于腹部，进行左右旋转揉动，每次10分钟；再用禅推法推膻中、中脘、中极、带脉穴（起于季肋部下缘，横行绕身1周）各1分钟。 （2）取仰卧位，用拇指指端持续按压两侧气冲穴2分钟，以抬手后患者有一股热流直达足部为度；再用拇指指腹按揉两下肢丰隆穴各1分钟。 （3）取俯卧位，用禅推法推两侧膈俞、肝俞、脾俞、三焦俞、肾俞、膀胱俞穴各1分钟；再用指擦法擦左侧背部及腰骶部，反复进行5分钟，以有热感为度。
肝郁气滞的按摩法	（1）取仰卧位，用禅推法推揉期门、章门穴各1分钟；再用掌擦法擦两侧胁肋部3分钟。 （2）取仰卧位，用掌按法持续按压关元、气海穴各2分钟，以腹部有热感为度；再用掌揉法揉上腹部3分钟。

【病症自我保健】

不孕症食疗法

根据不孕的原因可分为相对不孕和绝对不孕。相对不孕是指夫妇一方由于某种原因阻碍受孕或使生育力降低，导致暂时性不孕，如该因素得到纠正，仍有可能怀孕。绝对不孕可由先天性生理缺陷或后天的病理变化造成。

中医认为，肾阳不足、肾阴亏虚、痰湿阻滞、肝气郁结、瘀血阻络均可导致不孕。其诸多证型中，月经紊乱、闭经、痛经、崩漏、带下异常为其共同特征。肾阳虚者尚有小腹冷感，性欲减退，带下清稀，畏寒肢冷等症；肾阴虚者尚有形体消瘦，潮热盗汗，五心烦热等症。

不孕症食疗方

韭菜虾	原料：青虾250克，韭菜100克。 做法：将青虾洗净，韭菜洗净，切段。先以素油煸炒虾，烹黄酒、酱油、醋，放入姜丝，再加入韭菜煸炒，嫩熟即可。 功效：温肾补阳，固精。对肾虚不孕有效。
玉兰花	原料：含苞待放的玉兰花适量。 做法：水煎服。每岁1朵（如25岁用25朵）。每日清晨空腹服下。 功效：主治伴有明显痛经症的不孕症。
荔枝核	原料：荔枝核15克，小茴香10克，橘核15克，粳米50克。 做法：先将荔枝核、橘核、小茴香一起水煎，滤取药液，用药液同粳米煮粥，男方随时可服。女方每月于月经结束第1天开始早、晚各服1剂，连服1周；如此连用3个月。 功效：治疗不孕症，适用于伴有胸胁胀满、乳房胀痛等肝郁症状的妇女不孕。

阴道炎的自我按摩疗法

阴道炎是阴道黏膜及黏膜下结缔组织的炎症，是妇科门诊常见的疾病。

【按摩部位及取穴】肾俞、小腹、脾俞、血海穴及带脉等。

【按摩手法】捏、揉、按法等。

正常健康妇女由于解剖学及生物化学特点，阴道对病原体的侵入有自然防御功能，当阴道的自然防御功能遭到破坏，则病原体易于侵入，导致阴道炎症。幼女及绝经后妇女由于雌激素缺乏，阴道上皮菲薄，细胞内糖原含量减少，阴道pH值高达7左右，故阴道抵抗力低下，比青春期及育龄妇女易受感染。

其中，霉菌性阴道炎最常见的症状就是外阴瘙痒，白带明显增多。患者的瘙痒症状时轻时重，时发时止。

按摩疗法在阴道炎的治疗和康复方面具有辅助作用。

阴道炎的自我按摩疗法

捏肾俞穴部位	取俯卧位，术者将两手掌自然伸开，四指并拢，拇指与四指呈钳状，以拇指和四指之指腹捏拿肾俞穴周围皮肤与肌肉，一捏一拿，使之有沉胀感。操作1~2分钟。 每日1次，3~5天为1疗程。
揉小腹	取仰卧位，以右手大、小鱼际置于脐下气海穴，做轻柔缓和的回旋揉动；或呈环行顺时针揉压移动，将整个下腹部揉摩5~10遍。 每日1次，7天为1疗程。
按脾俞、血海穴	用拇指或食指指端揉按脾俞、血海穴；再揉按肾俞、带脉穴。每穴各按揉1分钟。 每日1次，7天为1疗程。

【病症自我保健】

阴道炎食疗法

霉菌性阴道炎最常见的症状就是外阴瘙痒，白带明显增多。患者的瘙痒症状时轻时重，时发时止。患急性霉菌性阴道炎时，患者宜选用具有清热利湿作用的食疗方。

阴道炎食疗方

食疗方一	萹蓄、草薢、粳米、冰糖各少许。先将萹蓄、草薢以适量水煮，取汁去渣，再入粳米煮粥，食用时调入冰糖即成。本方具有利湿通淋，抑菌止痒之功。
食疗方二	椿白皮、白藓皮、黄檗，加水适量煎取。本方能清热利湿。 慢性霉菌性阴道炎患者外阴痒痛症状可以不明显,平时白带较多,色白,此时宜选用具有健脾祛湿作用的食疗方。
食疗方三	白扁豆、白术、冰糖各适量。白术用袋装与扁豆煎汤后去袋，入冰糖，喝汤吃豆。
食疗方四	扁豆花、山药各适量。取含苞待放的扁豆花晒干，研末，用适量山药每日早、晚煮大米粥，粥成调入花末，煮沸即成。本方具有健脾利湿的功效。

盆腔炎的自我按摩疗法

盆腔炎指女性上生殖道及其周围组织的炎症，主要包括子宫内膜炎、输卵管炎、输卵管卵巢脓肿、盆腔腹膜炎。炎症可局限于一个部位，也可同时累及几个部位，最常见的是输卵管炎、输卵管卵巢炎。

【按摩部位及取穴】腰骶部、小腹，脾俞、肾俞、关元、章门、合谷、足三里、三阴交穴等。

【按摩手法】按、揉、擦、拿法等。

盆腔炎多发于性活跃期、有月经的妇女，初潮前、绝经后或未婚者很少发生盆腔炎。若发生盆腔炎也往往是邻近器官炎症的扩散。按其发病过程、临床表现可分为急性与慢性两种。

急性盆腔炎是指女性内生殖器及其周围结缔组织、盆腔腹膜发生的急性炎症，可局限于一个部位，也可几个部位同时发病。常见致病菌为葡萄球菌、链球菌、大肠杆菌、厌氧菌及性传播病原体，如淋菌、支原体、衣原体等。经淋巴、血行或直接蔓延至盆腔而引起。常见急性子宫内膜炎、子宫肌炎、输卵管炎、输卵管积脓、输卵管卵巢脓肿、盆腔结缔组织炎、盆腔腹膜炎，严重者可引起败血症及脓毒血症。如不及时控制，可出现感染性休克甚至死亡。中医学称本病为"妇人腹痛""热入血室""产后发热""带下病""癥瘕"等。

盆腔炎的自我按摩疗法

简便按摩法	按照如下的顺序进行按摩：按揉脾俞，揉擦肾俞，重擦腰骶，揉关元，揉擦章门，斜擦小腹，拿揉合谷，按揉曲池，按揉足三里，按揉三阴交。
一般按摩法	（1）患者俯卧位，按摩者用手掌根部及大鱼际在患者腰椎部上下反复平推数十次，直至患者腰背部温适透热为宜。然后用右手拇指指腹及食、中两指指腹轻轻用力点压关元、肾俞两穴，每穴2分钟。 （2）患者取坐位，按摩者用手掌根部在患者两下肢踝上缘轻揉3分钟，然后用右手拇指推按三阴交穴3分钟，以患者感觉局部酸、麻、胀、温为宜。 （3）取肾俞、关元穴，用按法、揉法、点法、一指禅推法，施力大小可据病人耐受程度为宜，一般是轻重结合为宜，每次15～30分钟。每日2次。

续表

一般按摩法	（4）搓揉腹部、带脉，搓尾闾、肾俞、涌泉穴。 （5）有疼痛症状者，可用两手同时擦腿根部各50次，使血脉通畅。 （6）发热恶寒甚者，用拇指加揉大椎、合谷穴各1分钟。 （7）呕吐者，用拇指加揉内关、合谷穴各1分钟。 （8）胸胁胀痛者，加点揉支沟、阳陵泉、太冲穴。 （9）病情迁延不愈者，点揉膈俞、肾俞、血海穴。
穴位按摩法	（1）患者仰卧，双膝屈曲。 （2）按摩者居其右侧，先进行常规腹部按摩数次。 （3）点按气海、关元、血海、三阴交穴各半分钟，然后双手提拿小腹部数次。 （4）痛点部位多施手法。

【病症自我保健】
盆腔炎食疗法

盆腔炎食疗方

食疗	（1）槐花10克，薏米20克，冬瓜仁20克，水煎去渣取汁，加入大米50～100克，煮粥食用。 （2）枸杞子20克，当归20克，猪瘦肉100克，煮汤加其他调料食用。适用于瘀性盆腔炎症。 （3）败酱草50克，紫草根15克，水煎去渣，加入红糖25克调匀服食。 （4）败酱草20克，桃仁10克，木耳10克，水煎服，每日1剂，连服几天。
药膳	1.苦菜莱菔汤 做法：苦菜100克，金银花20克，蒲公英25克，青萝卜200克（切片）。上4味共煎煮，去药后吃萝卜喝汤。每日1剂。清热解毒。 对应症状：湿热瘀毒型盆腔炎，发热，下腹胀痛，小腹两侧疼痛拒按，带下色黄量多，舌质红、苔黄，脉滑数。附注：金银花对多种细菌如葡萄球菌、链球菌、肺炎双球菌、大肠杆菌、绿脓杆菌以及皮肤真菌均有不同程度的抑制作用。

续表

药膳	2.银花冬瓜仁蜜汤 　　做法：冬瓜籽仁20克，金银花20克，黄连2克，蜂蜜50克。先煎金银花，去渣取汁，用药汁煎冬瓜籽仁15分钟后入黄连、蜂蜜即可。每日1剂，连服1周。清热解毒。 　　对应症状：湿热瘀毒型盆腔炎，小腹及小腹两侧疼痛、拒按，微发热，自汗，带下色黄量多，舌红苔黄。 　　3.桃仁饼 　　做法：桃仁20克，面粉200克，麻油30毫升。桃仁研成极细粉末与面粉充分拌匀，加沸水100毫升揉透后冷却，擀成长方形薄皮，涂上麻油，卷成圆筒形，用刀切成每段30克，擀成圆饼，在平底锅上烤熟即可。早、晚餐随意服食，每日数次，每次2块，温开水送服。理气活血，散瘀止痛。 　　对应症状：气滞血瘀型盆腔炎，下腹部及小腹两侧疼痛如针刺，腰骶疼痛，舌有紫气，脉细弦。 　　4.青皮红花茶 　　做法：青皮10克，红花10克。青皮晾干后切成丝，与红花同入砂锅，加水浸泡30分钟，煎煮30分钟，用洁净纱布过滤，去渣取汁即成。当茶频饮，或早、晚2次分服。理气活血。 　　对应症状：气滞血瘀型盆腔炎，小腹部及小腹两侧疼痛如针刺，腰骶酸痛，舌有紫气，脉弦。

性冷淡的自我按摩疗法

　　性冷淡是指育龄夫妇婚后居住在一起，女方3个月以上无主动的性要求，或者对其配偶的性爱行为反应迟钝、淡漠。

　　【按摩部位及取穴】耳朵、颈部、大腿内侧、腋下等，会阴、会阳、京门穴等。

　　【按摩手法】摩、擦法等。

　　在按摩时，要根据身体感受随时调整按摩的速度和力度。按摩之前可以试着用一些人工合成润滑剂，最好是水性的润滑剂，油性的润滑剂容易导致感染。

　　一些女性尤其是曾经受到过性侵害的女性，根据其性冷淡的症状应该进行性心理治疗。除了进行心理咨询外，也可以自行进行心理调节。当然，如果能够找到一个愿意信赖的专业人士倾听、安慰就最好不过了。

　　目前来说，治疗性欲低下的最有

效方法是性治疗。因为性是人类的本能，性治疗的目的是将女性与生俱来的性本能解放出来、彻底治愈性欲低下。

性冷淡的自我按摩疗法

腰部按摩法	取直立位，两足分开与肩同宽，双手拇指紧按同侧肾俞穴，小幅度快速旋转腰部，并向左右弯腰，同时双手掌上下往返摩擦，2~3分钟，以自感微热为度，每天2~3次。
神阙穴按摩法	仰卧位，两腿分开与肩同宽，双手掌按在神阙穴上，左右各旋转200次，以自感微热为度，每天2~3次。
阴蒂按摩法	女性性冷淡患者可以采用按摩阴蒂的方法进行自我治疗。可以用拇指、食指及中指三个手指来一起按摩。
性敏感部位按摩法	性敏感部位是指能够激起性欲与性兴奋的体表带或穴位。它包括性敏感带和性敏感点。女子的性欲敏感带如耳朵、颈部、大腿内侧、腋下、乳房、乳头等部位，性敏感点有会阴、会阳、京门穴等。 　　按摩性敏感带时，男方宜缓慢轻揉，使之有一种舒坦的感觉；按摩性敏感点时，可用指头掌面按压，以柔济刚，达到激发起女方性欲的效果。

【病症自我保健】
女性性冷淡食疗法

女性性冷淡食疗方

以猪腰为主剂	（1）加炙附片6克，切碎炖汤，每日1剂，10日为1疗程。 （2）加入肉苁蓉片、胡桃肉各15克，煮熟食用，每日1剂，15日为1疗程。
以雄崽鸡为主剂	（1）切成块，加葱、鲜花椒、糯米酒蒸熟食用。 （2）与枸杞子30克、高度白酒100毫升、精盐少许同炖，食肉饮汤。

更年期综合征的自我按摩疗法

大多数妇女45~50岁开始停经，这段时间的前后称为更年期。妇女进入更年期后，卵巢功能下降，雌激素分泌也随之减少，其结果是引起内分泌系统和自主神经功能失调而出现一系列临床症状，这就是更年期综合征。

【按摩部位及取穴】百会、神庭、攒竹、率谷、风池、安眠、印堂、太阳、四神聪、神门、内关、肩井、肝俞、肾俞、章门、三阴交、太冲穴等。

【按摩手法】推、按、揉、拿、捏法等。

治疗更年期综合征，如服用药物治疗者，不要停止用药，可根据症状在医生的指导下，逐渐减少药物剂量；要注意对患者的心理疏导。同时，患者应注意生活起居、饮食、环境，并尽量控制好情绪，以便平稳地度过更年期。

更年期综合征的自我按摩疗法

选穴	百会、神庭、攒竹、率谷、风池、安眠、印堂、太阳、四神聪、神门、内关、肩井、肝俞、肾俞、章门、三阴交、太冲穴等。
方法	（1）用双手拇指桡侧缘交替推印堂至神庭穴30次。 （2）用双手拇指指腹分推攒竹至两侧太阳穴30次。 （3）用拇指指腹按揉百会、安眠、四神聪穴各100次。 （4）用双手大鱼际按揉左右太阳穴各30次。 （5）用拇指桡侧缘，以率谷穴为中心扫散头部两侧各30~50次。 （6）按揉肝俞、肾俞、章门穴各100次。 （7）拿捏风池、神门、内关、三阴交、太冲穴各30~50次。 （8）轻轻转动颈部，左右各转10次。 （9）用双手大鱼际从前额正中线抹向两侧，在太阳穴处按揉3~5下，再推向耳后，并顺势向下推至颈部，做3次。 按摩每天1次，不要间断，直至症状完全消失。

【病症自我保健】
更年期综合征食疗法

更年期综合征食疗方

枸杞子肉丝冬笋	原料：枸杞子、冬笋各30克，瘦猪肉100克，猪油、精盐、味精、酱油、淀粉各适量。 做法：炒锅放入猪油烧热，投入肉丝和笋丝爆炒至熟，放入其他原料即成。每日1次。 功效：适用于头晕目眩、心烦易怒、经血量多、面色晦暗、手足心热等。
小麦山药粥	原料：干山药片30克，小麦、糯米各50克。 做法：将山药、小麦、糯米同煮成稀粥，加白糖调味服用。早、晚餐温热服。 功效：补脾胃，安心神。适用于妇女更年期综合征、脾胃不足、精神不振、失眠多梦等。
枣仁大枣粥	原料：酸枣仁15克，大枣10~15克，粳米50克，白糖适量。 做法：将酸枣仁水煎，去渣取汁，入粳米、大枣同煮粥，待粥熟时加白糖调味。每日1~2次，10日为1疗程。 功效：具有补脾胃、养心安神的功效。适用于妇女更年期综合征。

产后小便异常的自我按摩疗法

产后小便异常指妇女产后小便不通或尿意频数，甚至小便失禁等症状。本病发生原因是膀胱气化失职所致，临床又可分为气虚、肾虚、膀胱损伤三种。

【按摩部位及取穴】足部反射区等。

【按摩手法】刮、按、拇指推、叩击法等。

产后小便次数增多，甚至日夜数十次，或产后不能约束小便而自遗，前者称产后小便频数，后者称产后小便失禁。本病多因妇人产后膀胱受损或气虚不固而致。

产后小便异常的自我按摩疗法

足底按摩法	足底部反射区：头部（大脑）、脑垂体、小脑及脑干、甲状旁腺、肾上腺、肾、输尿管、膀胱、生殖腺。 手法：拇指指端点法、食指指间关节点法、拇指关节刮法、按法、食指关节刮法、拇指推法、擦法、拳面叩击法等。
足内侧按摩法	足内侧反射区：胸椎、腰椎、骶骨、尿道及阴道、子宫。 手法：食指外侧缘刮法、按法、拇指推法、叩击法等。
足外侧按摩法	足外侧反射区：生殖腺。 手法：食指外侧缘刮法、按法、拇指推法、叩击法等。

【病症自我保健】

产后小便异常食疗法

产后小便异常食疗方

鲫鱼1条（约250克），笋肉25克，水发香菇5朵，调料适量。将笋肉、香菇分别洗净，切片，鲫鱼洗净后，用黄酒、精盐、胡椒粉腌渍20分钟，取出置碗内，鱼身中间摆放香菇片，两头列笋片，加黄酒、葱段、姜片、味精各少许，上屉蒸1.5～2小时，至鱼熟烂拣去葱、姜，即可食用。	莴笋250克，海蜇皮150克，芝麻酱30克，调料适量。将莴笋去皮，切细丝，用精盐腌渍20分钟，挤干水分，海蜇皮洗净切丝，用凉水淋冲沥水，两者相合，调入芝麻酱、麻油、白糖、精盐、味精拌匀，佐餐食。
益智仁30克，桑螵蛸15克，猪脬1个。前2味药洗净，用纱布包好，与洗净的猪脬同放砂锅内炖熟，弃药包，调入盐，食肉饮汤，每日1剂。	小豆30克，陈皮15克，大米100克。将上述诸物加水如常法煮粥服食。

经期综合征的自我按摩疗法

经期综合征是指在经期或行经期前后发生的下腹部疼痛，常伴随有恶心、呕吐、腹泻等，严重的可出现面色苍白、手脚冰冷、冷汗淋漓等症状，并伴随月经周期反复发作。

【按摩部位及取穴】肝俞、章门、血海、太冲穴等。

【按摩手法】禅推、按、揉、擦、抚法等。

经期综合征的自我按摩疗法

一般按摩法	乳胀揉膻中穴2分钟，擦前胸2分钟，按揉肝俞、章门、血海、太冲穴各2分钟。 从印堂推至神庭穴5分钟，分别按揉太阳穴4分钟，以拇指重复禅推攒竹至太阳穴10次。
一指禅推法	在家自行穴位按摩，有助于改善经前期不适。 利用手法或借助器具按摩小腹或受影响的部位，促进气血畅行，帮助行经顺利。选择腹部的中极穴及腿部的三阴交穴，早晚各按摩一次，日久有功。
疏胁固元法	（1）梳肋。 两手掌向胸前，四指微分开，相应按压于胸骨两边。跟随呼吸节奏，吸气时指腹沿胸壁用力向两侧梳理，由上至下，顺序施行3～5次。 （2）理擦梳肋。 两手四指合拢，各扣于两边胁肋下沿，用力内压。由正中胸骨下沿向外梳理，重复进行5～10次。 （3）拂阴固元。 四指合拢，一手按于外阴，随吸气提肛，并用力压拂外阴部，再沿腹中线向上擦至肚脐下3寸。两手交替拂擦40～60次。

【病症自我保健】

经期综合征的饮食注意事项

研究发现，糖类之所以能起镇静和安慰神经的作用，是由于它能够提高血清素的水平。一般来说，摄入50克左右的糖类就能见到效果。

经期综合征的饮食注意事项

薯类和谷类、全麦类食品，比如用大米、面粉、小米做的各种主食，以及红薯、土豆等食物中所含有的糖类极其丰富，因此成为典型的抗抑郁食物。	经期多喝水可以保持大便通畅，减少骨盆充血。同时，在经期由于常会感到腰痛、不思饮食，不妨多吃一些开胃的食物。
糖类中的葡萄糖是大脑工作时重要的能量来源，可以让经期仍要坚持工作的女性减少疲惫感。经期女性每天摄入的糖类应该占总能量的55%~65%。糖类摄入不足会影响其他营养素的吸收，降低身体的免疫功能。	维生素B6也能帮助大脑合成血清素，减轻抑郁症状。食物中含维生素B6比较多的是香蕉，它所含有的生物碱还可以起到振奋精神和提高信心的作用。全麦类食物的谷皮中维生素B6含量也很多，因此，经期可多吃些含有麦麸的食物。

喝点猪肝大枣粥、姜汁薏米粥、木耳大枣粥及姜枣红糖水等，都能起到补血的作用。樱桃、南瓜、低脂牛奶、鸡肉等，也是女性经期很好的食品。

子宫脱垂的自我按摩疗法

子宫脱垂是指支撑子宫的组织受损伤或薄弱，致使子宫从正常位置沿阴道下移，子宫颈外口达坐骨棘水平以下，甚至子宫全部脱出阴道口外的一种生殖伴邻近器官变位的综合征。

【按摩部位及取穴】腹部、腰骶部，气海、中极、归来、血海、肾俞、命门、秩边、承扶穴等。

【按摩手法】点、按、揉、擦法等。

子宫脱垂根据脱垂程度的大小可分为三度。子宫脱垂患者平时就会腰酸背痛，严重时还会拖累膀胱及直肠，而且会有频尿、小便解不干净或大便不顺畅之感。

子宫脱垂的自我按摩疗法

穴位按摩法	（1）患者取仰卧位，按摩者站其身旁，先用手掌着力反复轻揉按摩腹部，并反复自小腹向上推揉，力量要柔和，可使子宫有上提的感觉。 （2）用中指点揉气海、中极、归来、血海穴等。然后嘱患者翻身俯卧，术者用手掌按揉腰骶部7~8遍，痛点部位多施手法。

续表

	（3）用拇指点揉肾俞、命门、秩边、承扶穴等，各约半分钟。如膀胱膨出者弹拨大腿内侧的筋腱3～5次，按压曲骨穴。直肠膨出者按压会阴和腰俞穴。 每日1次，每10日为1疗程，各疗程之间休息3天。
其他按摩法	（1）取坐位，按揉头顶百会穴5分钟。 （2）取坐位，用双手掌在病人双腋下胁肋处，由上向下擦，用力均匀柔和，以透热为度。再用拇指按揉膻中穴，以有酸胀感为度。 （3）仰卧位，用手掌顺时针摩腹穴60周。重贴在小腹部。再按脐下4寸中极穴、脐下3寸关元穴各5分钟。 （4）俯卧位。用手掌横擦腰骶部，以透热为度。再用拇指按肾俞、命门穴各2分钟。 （5）俯卧位。用手掌根沿颈椎向下，直擦背部督脉，以透热为度。然后提拿双肩井穴半分钟。

在生活中，我们通过做到以下几点来预防子宫脱垂的发生。

（1）积极采取预防措施，如实行计划生育、正确处理分娩、保证产后休息。3个月内不宜过于劳累和久蹲，积极治疗引起子宫脱垂的其他疾病。

（2）加强锻炼，增强体质，做好妇女五期保健、节制房事等，可减少子宫脱垂的发生。

一旦发生子宫脱垂，应该积极治疗，不可忽视。脱垂者，应避免重体力劳动，少食辛辣炙烤之物，保持心情舒畅，如有慢性咳嗽要积极治疗，每天可不定期做收腹提肛练习。

【病症自我保健】

子宫脱垂食疗法

子宫脱垂，命名甚多，如阴挺、阴脱、阴痔等，是指子宫向阴道外脱出。多因产后或产育过多，耗损肾气，胞脉松弛；或因脾胃虚弱，中气下陷；或因肝经湿热下注等所致。

子宫脱垂食疗方

二麻猪肠汤	原料：升麻10克，胡麻仁100克，猪大肠300克，调料适量。 做法：将大肠洗净，升麻布包，与胡麻仁同放入大肠中，置锅中，加清水适量同炖至大肠熟后，去升麻，精盐、味精调味，饮汤食肠，隔日1剂，连续3周。 功效：可益气升提，适用于气虚下陷所致的子宫脱垂。

续表

党参小米粥	原料：党参30克，升麻10克，小米50克。 做法：将二药水煎取汁，加小米煮为稀粥，每日2次，空腹服食。 功效：可益气升提，适用于气虚下陷之子宫下垂，劳则加剧，小腹下坠，四肢无力，少气懒言，面色少华，小便频数，带下量多，质稀色白等。
鳊鱼黄芪汤	原料：鳊鱼1条，黄芪20克，枳壳10克，调料适量。 做法：将鳊鱼去鳞杂、洗净，与黄芪、枳壳加水同煮沸后，再煮30分钟，去渣取汁，精盐、味精、料酒调服，每次200毫升。每日2次。 功效：可益气升提，适用于气虚下陷所致的子宫脱垂。
巴戟炖猪肠	原料：巴戟天、肉苁蓉、枳壳各35克，猪大肠200克，调料适量。 做法：将猪肠洗净，纳诸药入大肠中，放碗中，加清水适量，隔水蒸熟服食，可加少许精盐、味精调味。 功效：可补肾益气固脱，适用于肾虚不固之子宫下垂，腰膝酸软，小腹下坠，小便频数，夜尿频多，头晕耳鸣等。

乳腺增生的自我按摩疗法

乳腺增生是乳腺组织导管和乳小叶在结构上的退行性病变及进行性结缔组织的生长，其发病原因主要是由于内分泌激素失调。乳腺增生是女性最常见的乳房疾病，其发病率占乳腺疾病的首位。

【按摩部位及取穴】患部等。

【按摩手法】推、抚、揉、捏、振荡法等。

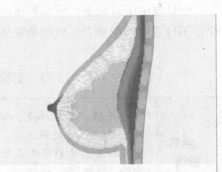

◎乳腺增生疾病主要以乳房周期性疼痛为特征

乳腺增生疾病主要以乳房周期性疼痛为特征。起初为游走性胀痛，触痛以乳房外上侧及中上部明显，每月月经前疼痛加剧，行经后疼痛减退或消失。严重者经前经后均呈持续性疼痛。有时疼痛向腋部、肩背部、上肢等处放射。

乳腺增生症状不明显者，平常可采取自我按摩治疗；若症状较为严重者或自我按摩治疗的效果不明显者，可在医生的指导下尝试其他疗法。

对于女性，乳房的呵护很重要，特别是现在的白领女性，生活、工作压力大，而心情不畅是诱发乳腺疾病的一个重要因素。

乳腺增生易患易治疗，如一些女性精神过于紧张、情绪过于激动，长期如此便可导致乳腺增生的发生。就连一些饮食方面不合理，如脂肪摄入过多，都可影响卵巢的内分泌，强化雌激素对乳腺上皮细胞的刺激从而导致乳腺增生。因此，女性在生活习惯等方面应引起注意，以减少乳腺疾病的发生。

为了能及时发现乳腺疾病，25岁以上的女性一定要每月自查乳房，具体方法是：洗浴后站在镜前检查，双手叉腰，身体做左右旋转，从镜中观察双侧乳房的皮肤有无异常，乳头有无内陷，然后用手指指腹贴在乳房上按顺时针或逆时针方向慢慢移动，切勿用手挤捏，以免将正常乳腺组织误认为肿块。

乳腺增生的自我按摩疗法

推抚法	患者取坐位或侧卧位，充分暴露胸部。先在患侧乳房上撒些爽身粉或涂抹少许身体乳，然后双手全掌由乳房四周沿乳腺管轻轻向乳头方向推抚50～100次。
揉压法	以手掌上的小鱼际或大鱼际着力于患部，在红肿胀痛处施以轻揉手法，有硬块的地方反复揉压数次，直至肿块柔软为止。
揉、捏、拿法	以右手五指着力，抓起患侧乳房，施以揉捏手法，一抓一松，反复施术10～15次。左手轻轻将乳头揪动数次，以扩张乳头部的输乳管。

续表

振荡法	以右手小鱼际部着力，从乳房肿结处，沿乳根向乳头方向做高速振荡推赶，反复3～5遍。局部出现微热感时，效果更佳。

乳腺增生食疗法

乳腺增生食疗方

刀豆木瓜肉片汤	先将猪肉50克洗净，切成薄片，放入碗中加精盐，湿淀粉适量，抓揉均匀，备用。 刀豆50克、木瓜100克洗净，木瓜切成片，与刀豆同放入砂锅，加适量水，煎煮30分钟，用洁净纱布过滤，取汁后同入砂锅，视滤液量可加适量清水，大火煮沸，加入肉片，拌匀，倒入黄酒适量，再煮至沸，加葱花、姜末适量，并加少许精盐，拌匀即成。 可当汤佐餐，随意食用，当日吃完。
肉苁蓉归芍蜜饮	将肉苁蓉15克、当归10克、赤芍10克、柴胡5克、金橘叶10克、半夏10克，分别拣去杂质，洗净，晾干或切碎，同放入砂锅，加适量水，浸泡片刻，煎煮30分钟，用洁净纱布过滤，取汁放入容器。 待其温热时，加入蜂蜜30克，拌和均匀即成。上、下午分服。
香附路路通蜜饮	将香附20克、路路通30克、郁金10克、金橘叶15克洗净，入锅，加适量水，煎煮30分钟，去渣取汁，待药汁转温后调入蜂蜜30克，搅匀即成。上、下午分服。
枳粉方	将枳100克晒干或烘干，研成细粉，装瓶备用。每日2次，每次取枳干粉5克，用适量黄酒加温开水（调匀）送服。
橘饼饮	将金橘饼50克洗净，沥水后切碎，放入砂锅，加适量水，用中火煎煮15分钟即成。早、晚分服，饮用煎汁的同时，嚼食金橘饼。

续表

金橘叶茶	将金橘叶（干品）30克洗净，晾干后切碎，放入砂锅中，加水浸泡片刻，煎煮15分钟，用洁净纱布过滤，取汁放入容器中即成。可代茶饮或当饮料，早、晚分服。
玫瑰蚕豆花茶	将玫瑰花6克、蚕豆花10克分别洗净，沥干，一同放入茶杯中，加开水冲泡，盖上茶杯盖，闷10分钟即成。可代茶饮，或当饮料，早、晚分服。
萝卜拌海蜇皮	将白萝卜200克洗净，切成细丝，用精盐2克拌透。将海蜇皮100克切成丝，先用凉水冲洗，再用冷水漂清，挤干，与萝卜丝一起放碗内拌匀。炒锅上火，下植物油50毫升烧热，放入葱花3克炸香，趁热倒入碗内，加白糖5克、麻油10毫升拌匀即成。佐餐食用。

乳腺炎的自我按摩疗法

　　乳腺炎是指乳腺的急性化脓性感染，是产褥期的常见病，是引起产后发热的原因之一。乳腺炎最常见于哺乳妇女，尤其是初产妇。哺乳期的任何时间均可发生，而哺乳的开始最为常见。

　　【按摩部位及取穴】乳房。

　　【按摩手法】推抚、揉压、捏拿、振荡法等。

乳腺炎的自我按摩疗法

一般按摩法	一手用热毛巾托住乳房，另一手放在乳房的上侧，以顺时针方向转向按摩。如果乳房感到胀痛，或者乳房上有肿块时，手法可以重一些。 　　在自我按摩的同时，可稍用力挤压乳房，把乳汁从乳头挤出，反复几次后，乳腺管就通畅了。 　　一般每天按摩1次，每次15~20分钟。
其他按摩法	（1）推抚法。 　　取坐位或侧卧位，充分暴露胸部。先在患侧乳房上撒些爽身粉或涂上少许身体乳，然后双手全掌由乳房四周沿乳腺管轻轻向乳头方向推抚50~100次。

续表

（2）揉压法。 以手掌上的小鱼际或大鱼际着力于患部，在红肿胀痛处施以轻揉手法，有硬块的地方反复揉压数次，直到肿块柔软为止。 （3）揉、捏、拿法。 以右手五指着力，抓起患侧乳房，施以揉捏手法，一抓一松，反复揉捏10～15次。左手轻轻将乳头揪动数次，以扩张乳头部的输乳管。 （4）振荡法。 以右手小鱼际部着力，从乳头肿结处，沿乳根向乳头方向做高速振荡推赶，反复3～5遍。局部出现微热感时，效果最佳。

乳腺炎预防法

妊娠期的乳房卫生极为重要，从孕后6个月开始，每天用清水和中性肥皂水擦洗乳头、乳晕，或用棉球蘸白酒（体积分数为75%的酒精也可）涂乳头及乳晕，以提高局部的抵抗力。	对先天乳头畸形的，在孕后（越早越好）加以矫正。可用小酒盅扣在乳头上，外用布带固定；或用吸奶器吸出，每日1～2次；或行乳房按摩；或用手轻柔地牵拉等。
一定要保持乳汁通畅，乳汁淤积是引发乳腺炎的重要因素，绝不可忽视。如定时哺乳，每次将乳汁吸尽，如吸不尽，可用吸乳器或按摩挤出，以使乳汁尽量排空。如乳汁过稠，易发生凝乳阻塞乳管，要多进汤液饮食。	情绪要好，负面情绪易引起内火，中医说的肝郁气滞，也能造成积奶。家庭成员要多关照与慰藉产妇，产妇自己也要乐观。
对已有乳头皲裂者要积极治疗，绝不可忽视。	对机体其他的感染疾病要妥善地治疗。
要注意乳婴的口腔卫生，如口腔有病，除治疗外改用喂奶法。	一旦发现乳房有异常变化，应即时处理，以免病情发展。
不要养成乳婴含乳头睡眠的习惯，注意哺乳姿势。	多喝水，使乳汁变稀，减少瘀滞，利于乳汁排出。

乳腺炎的取穴与按摩

特效穴1: 肩井穴

肩井穴	按摩此穴，可治疗五劳七伤、头颈强痛、颈项不得回顾、肩背疼痛等。
属足少阳胆经穴位	乳腺炎、难产、功能性子宫出血、产后子宫出血、神经衰弱、半身不遂、脑贫血、脚气、狐臭等病症，长期按压此穴会有很好的调理保健功效。

▶标准取穴

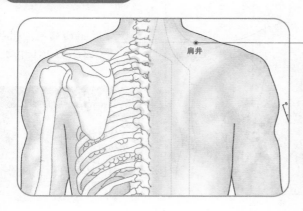

肩井

肩井穴位于人体的肩上，前直乳中，大椎与肩峰端连线的中点，即乳头正上方与肩线交接处。

◇ 配伍治病

脚气酸痛:
肩井配足三里和阳陵泉穴
功用: 疏导水液

▶ 取穴技巧及按摩手法

正坐，交抱双手，掌心向下，放在肩上，以中间三指放在肩颈交会处，中指指腹所在位置的穴位即是。

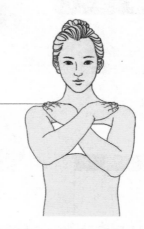

程度	指法	时间/分钟
重		1 ~ 3

特效穴2：天池穴

▶ 功能主治

天池穴	主治胸膈烦满、头痛、四肢不举、腋下肿、上气、胸中有声等症。
属手厥阴心包经穴位	对心脏外膜炎、脑充血、腋腺炎、乳腺炎、肋间神经痛、目视疏腕不明（视力不佳、眼昏花）、咳逆、热病汗不出等病症，也有很好的调理保健效果。

▶ 标准取穴

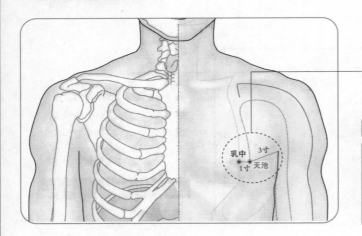

在第四肋间，乳中穴向外横开1寸处。

◇ 配伍治病

咳嗽：
天池配列缺和丰隆穴
胁肋痛：
天池配支沟穴
功用：散热降浊、熄风化气

▶ 取穴技巧及按摩手法

正坐，举双手，掌心朝向自己胸前，四指相对，用拇指指腹向下垂直按压穴位即是。

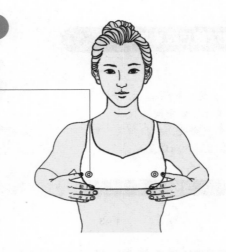

程度	指法	时间/分钟
重		1～3

238

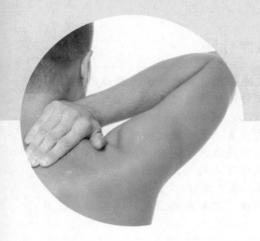

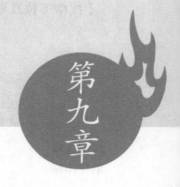

第九章

男科疾病的
自我按摩疗法

●在节奏紧张的现代社会中，阳痿、早泄、遗精等男性疾病常常让男性深受折磨，能摆脱这些疾病是很多男性梦寐以求的。事实上，很多简单易操作的自我按摩就可以让男性远离这些疾病。

阳痿的自我按摩疗法

阳痿是一个较复杂的病症，科学地进行自我按摩不仅可以治疗阳痿，而且可以免去看医生的尴尬。

【按摩部位及取穴】关元、气海、三阴交、会阴、肾俞穴等。

【按摩手法】拇指或中指按揉；拇指指面关节突出处按揉等。

阳痿的自我按摩疗法

局部按摩 治疗阳痿	一般于早晨醒来或夜晚临睡前由患者本人坐位或半卧位时进行，手法柔和，操作方便，通过局部按摩可促进血液循环，改善局部营养状况，调节局部性神经反射功能，从而促进阴茎勃起功能的改善，进而通过心理调节达到治疗阳痿的目的。但在使用时应注意以下几点：手法治疗时需保持阴部皮肤清洁，阴部有炎症或皮肤病者，应治愈后再做。患者应在放松时做，每日进行1次，手法宜轻柔，不宜用力过猛，否则疗效不佳（若有疼痛出现，说明用力过重，须调整）。
治疗阳痿的 按摩手法	一般进行2～3周，做时多有阴茎勃起，若勃起不坚时，可一同牵拉阴茎与阴囊；若勃起坚硬，以至阴茎不能向下牵拉时，则单纯牵拉阴囊。手法先由患者自己做，3周后可酌情由妻子代替做，然后再逐渐过渡到同房。本法对功能性阳痿疗效明显，而器质性阳痿则宜与其他疗法配合使用。

日常生活中预防阳痿注意事项

切勿恣情纵欲，贪色无度。	避免服用或停止服用可能引起（或经查证确能引起）阳痿的药物。
普及性知识教育，正确对待性的自然生理功能，减轻对房事的焦虑心理，消除不必要的思想顾虑，避免精神性阳痿的发生。	避免各种类型的性刺激，停止性生活一段时间，以保证性中枢和性器官得以调节和休息，有利于意志的调节和身体的康复。

续表

当出现阳痿时，应向医生详细介绍病情，以有助于及早治疗，切忌隐瞒病情。	积极治疗可能引起阳痿的各种疾病。夫妻双方都有责任，女方要体贴、谅解男方，切不可指责或轻视男方，使患者在谅解、理解的基础上增强信心，以利于精神调养，可以促进海绵体血液循环。
情绪要开朗，清心寡欲，注意生活调摄，加强身体锻炼，以增强体质，提高抗病能力。阳痿一旦发生，男女双方都应正确对待，认真查清病因，积极治疗。	

【病症自我保健】

阳痿食疗法

阳痿是指在男人有性欲要求时，阴茎不能勃起或勃起不坚，或者虽然有勃起且有一定的硬度，但不能保持性交的足够时间，因而妨碍性交或不能完成性交。引起阳痿的原因很多，一是精神方面的因素，如夫妻间感情冷漠，或因某些原因产生紧张的心情，可导致阳痿。如果性交次数过多，使勃起中枢经常处于紧张状态，久而久之，也可出现阳痿。二是生理方面的原因，如阴茎勃起中枢发生异常。

阳痿食疗方

核桃仁 炒韭菜	原料：核桃仁50克，韭菜、芝麻油、精盐各适量。 做法：将核桃仁用芝麻油炸黄。将韭菜洗净，切成段后，放入核桃仁一起翻炒，调入精盐即可。佐餐食用。 功效：补肾助阳，适用于阳痿。
桂花羊肉	原料：桂花10克，羊肉500克，鸡蛋清30克，黄瓜、湿淀粉、葱、姜、蒜、鸡汤、精盐、味精、植物油、芝麻油各适量。 做法：将桂花用清水洗净；羊肉洗净切片，加入精盐、鸡蛋清、湿淀粉抓匀；黄瓜切片；葱、姜切末；蒜切薄片。 炒勺中放植物油烧至六成热时，倒入羊肉片，用筷子不断搅动，待羊肉片变白时用漏勺捞出。炒勺中留底油少许，加葱、姜、蒜爆锅，放入鸡汤、精盐、味精、湿淀粉，待芡汁烧开后倒入黄瓜片、羊肉片、桂花及芝麻油，翻炒均匀即可。佐餐食用。

续表

	功效：补气养血，益肾壮阳。适用于久病体虚，腰腹冷痛，寒疝酸痛等症。

早泄的自我按摩疗法

早泄是指射精发生在阴茎进入阴道之前，或进入阴道中时间较短，女性尚未达到性高潮，提早射精而出现的性交不和谐障碍。早泄的诊断标准在于女方是否满足。类型分为器质性（疾病引起）和非器质性（心理性、习惯性，以及因包皮过长等正常原因引发的射精过快现象）。

【按摩部位及取穴】上星、中府、百会、神门、肩井、通天、劳宫、中脘、气海、关元、中极、天枢、足三里、三阴交、涌泉、心俞、肝俞、肾俞、命门、阳关、环跳、昆仑、委中穴等。

【按摩手法】按、拿、揉、震颤、点切法等。

对于有早泄现象的男人，首先应请医生判断是否属于真正早泄。有些人误认为自己早泄，但实际上是双方在性欲高潮的时间上不协调，女方尚未达到性欲高潮而男方过早地射精。这种情况相当普遍，并不是真正的早泄。

早泄很难下真正的定义，有时候早泄是假的，只是那段时间的假象。

如果觉得自己有早泄的现象，首先要确定是真性早泄，还是一段时期内的假性现象，然后再根据自己的情况进行适当的自我保健按摩。

早泄一般分为三种程度。

轻度，阴茎插入阴道内1～3分钟，能抽动15次以上，但不能控制性高潮；

中度，阴茎插入阴道能抽动1～15次，时间少于1分钟，不能控制射精；

重度，阴茎不能行阴道内插入，或能插入但不抽动即射精。

早泄的自我按摩疗法

（1）坐式疗法：病人取坐式，闭目放松，取上星、中府、百会、神门、肩井、通天、劳宫穴等，采用按、拿、揉和震颤等手法，每次30～40分钟。

（2）仰卧式疗法：病人取仰卧式，闭目，浑身放松。取穴为中脘、气海、关元、中极、天枢、足三里、三阴交、涌泉。采取点按、搓拿、点揉、点切等手法。每次30～40分钟，每周5次，坚持1个月为1疗程。

（3）俯卧式疗法：病人取俯卧式，腰带松开，闭目，浑身放松。取穴为心俞、肝俞、肾俞、命门、阳关、环跳、昆仑、委中。采用震颤、拍打、按和揉搓等手法。每日治疗30～40分钟，每周5次，坚持治疗1个月。

（4）自我保健疗法：点按两侧三阴交穴，轮流进行，点按时做收腹提肛动作。每日1～2次，每次30～40分钟。

【病症自我保健】
早泄食疗法

早泄的治疗首先要弄清病因，例如血管源性早泄及尿道局部刺激引起的早泄，应请泌尿科医师进行治疗。性生活注意适度节制，用其他健康的文体活动冲淡对性的兴趣，生活起居要有规律，保证足够的睡眠时间。严重者可用安定、氯氮（利眠宁）等抑制性药物。因为早泄与大脑皮质的过度兴奋有关，镇静安神药可调节大脑皮质的神经活动，整合在大脑皮质中形成的病理性优势兴奋点，能适当控制过早射精。另外进行性交时采用避孕套，可降低龟头的敏感度，从而延长性欲达到高潮的时间，也可避免早泄的发生（必要时可戴两个避孕套）。

早泄患者除注重精神调养外，还要注意饮食调护。饮食调护包括粥疗、汤疗、酒疗、茶疗等方法。

早泄食疗方

黄芪枸杞子炖乳鸽	原料：黄芪、枸杞子各30克，乳鸽1只。 做法：先将乳鸽宰杀后去毛及内脏，洗净，与黄芪、枸杞子同放炖盅内，加水适量，隔水炖熟食用。一般3天炖1次，3～5次1个疗程。 功效：能益气健脾、养阴补肾，适用于脾肾两虚型早泄。

续表

龙马童子鸡	原料：虾仁50克，海马25克，公鸡崽1只。 做法：先将公鸡崽宰杀去毛及内脏，洗净，将虾仁、海马用温水洗净后放入鸡腹内，再加葱段、姜块、味精、精盐适量，上笼蒸至烂熟，拣去葱段、姜块，另用淀粉勾芡收汁浇在鸡上即可食用。 功效：有健脾温肾功效，适用于脾肾阳虚所致的早泄。
韭菜炒虾仁	原料：韭菜150克，鲜虾仁50克。 做法：将韭菜洗净切成寸段，鲜虾去壳取仁。先将虾放入油锅内大火急炒，随即放入韭菜同炒，下酱油、精盐、味精少许即成。1周服食2~3次，连食数周。
川断杜仲煲猪尾	原料：川断、杜仲各15克（布包），猪尾2~3条（去毛洗净）。 做法：加水，放入姜3片，料酒、酱油各适量，大火烧沸，文火炖烂，加精盐少许。吃猪尾饮汤，1次服完，每周1~2次，连用1个月。

腰痛的自我按摩疗法

受腰痛困扰的人群，可以通过一些合适的按摩方法，缓解腰痛的症状。

【按摩部位及取穴】长强、命门、委中、环跳、人中穴等。

【按摩手法】搓、捏、扣、抓法等。

腰痛的自我按摩疗法

腰部的自我按摩	（1）搓法。患者端坐，两脚开立，与肩同宽。双手对搓10次，待发热后，紧按两侧腰眼处（第三腰椎棘突左右各3~4寸的凹陷处）。稍停片刻（3~5次呼吸），两手掌顺着腰椎两旁，上下用力搓动，向上搓到两臂后屈尽处，向下搓到尾骨下的长强穴（尾骨尖与肛门之间）。连续搓36次。 （2）捏法。患者姿势同上。双手拇指和食指同时夹住脊柱正中的皮肤，从与脐眼相对的命门穴（第二腰椎棘突下）开始往下捏，捏1下，松1下，直至尾椎。如此捏脊4次。

续表

	（3）摩法。患者姿势同上。双手轻握拳，拳眼向上，以掌指关节突出部分在双侧腰眼处做旋转揉摩。先顺时针方向旋摩，再逆时针方向旋摩，各18圈。两侧可同时进行，也可先患侧后健侧进行。 （4）抓法。患者姿势同上。两手反叉腰，拇指在前，按于腰侧不动，其余四指从腰椎两侧处，用指腹向外轻柔抓擦皮肤（注意不能留指甲，以免抓破皮肤）。两手同时进行，各抓擦36次。
下肢的自我按摩	（1）揉臀部。患者站立位，健侧手叉腰，患侧以手掌置于臀部，自上而下以掌根回旋揉动肌肉。揉36次。 （2）捏揉下肢外侧。患者端坐，两脚开立，与肩同宽。双手捏揉同侧大腿外侧，并顺势向前弯腰，一直捏揉到踝外侧。捏揉36次。 （3）捏揉下肢内侧。接上手法，双手绕到大腿内侧，由下而上顺序捏揉，直到大腿根部。揉捏36次。 （4）捏揉小腿。患者坐位，将患侧小腿架于健侧大腿上，双手捏揉小腿内侧、外侧、后侧，由膝至踝。重复36次。患侧、健侧交换，健侧同患侧一样捏揉36次。 （5）搓脚弓。接上手法，捏踝后，顺势搓揉脚弓。重复36次。左右交换。
自我点揉穴位	由于中医的观点为"腰痛委中求"。因此，腰痛患者自我点穴按摩最常用的穴位为委中穴，委中穴位于腘窝横纹中央处。患者在捏揉小腿、脚弓后，用对侧拇指指腹在委中穴上用力点揉片刻，可缓解腰痛。此外，还可选择环跳穴。环跳穴位于臀部外上部、压痛最明显处，用力点揉片刻，可缓解下肢症状。

　　腰痛的原因有很多，有人经常早晨起床后感到腰痛。原因很可能是因为床。传统的棕绷床或尼龙丝绷床、钢丝绷床以及钢丝绷的行军床，软的沙发，太软或弹性较差的床垫等，都会造成人躺卧时由于体重的作用，身体呈现中央低、四角高

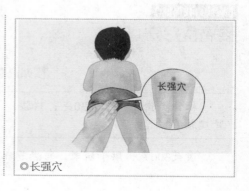

◎长强穴

的状态，腰部肌肉长时间处于痉挛状态，使椎间盘不能得到充分休息

与放松，当然就会出现早上起来腰痛的现象。

预防早起腰痛法

早晨起床首先活动腰部	每日早晨起床后，要首先活动腰部。平时多做收缩腹肌、伸展腰肌的运动，以及散步、倒退行走和骑自行车等，都能防止和减轻腰痛。
学会放松，减少紧张	紧张可使血液中激素增多，促使腰椎间盘肿大而导致腰痛，所以合理安排工作和休息，保持愉快心境对防止腰痛有很大帮助。
保持正确姿势	无论做什么都不能违背生理功能。久坐的人坐时要使背部紧靠椅背，以使腰部肌肉得到放松和休息，时而向后伸腰也是预防腰痛的好方法。
科学饮食、避免肥胖	若体形已发胖则要实行科学减肥。因为肥胖会给脊椎带来过大的负荷，同时由于腹肌松弛而不能起到对脊椎的支撑作用，会迫使脊椎发生变形。
常食花椒	花椒具有温中健胃、散寒除湿、解毒杀虫、理气止痛的作用，可用于治疗积食、停饮、呃逆、嗳气、呕吐、风寒湿邪所致的关节肌肉疼痛、脘腹冷痛、泄泻、痢疾、蛔虫、蛲虫、阴痒等病症。 花椒的果皮中含有挥发油，具有局部麻醉和镇痛作用，并有杀虫作用，可做驱蛔剂，花椒对各种杆菌和球菌均有明显的抑制作用。花椒与小茴香同炒研末，每天服用1小匙，可治老年人腰痛腿软。

【病症自我保健】
腰痛食疗法

腰痛食疗方

杜仲煲猪腰：杜仲30克，猪腰1～2个，加适量水共煲汤服用。适用于肾虚腰痛。
淡菜300克，烘干研末，与黑芝麻150克炒熟，拌匀，早、晚各服1匙。

续表

芝麻15克，大米100克。将芝麻用水淘净，轻微炒黄后研成泥状，加大米煮粥。每日1剂，供早餐食用。

遗精的自我按摩疗法

中医将男子精液自遗的现象称遗精或失精。有梦而遗者名为"梦遗"，清醒时精液自行滑出者为"滑精"。

【按摩部位及取穴】肾上腺、肾、颈椎、胸椎、腰椎部，会阴、三阴交、神门、内关穴等。

【按摩手法】拇指推、擦、拳面叩击、按揉、点按法等。

遗精的自我按摩疗法

按摩部位	（1）足底部反射区：头部（大脑）、脑垂体、小脑及脑干、甲状腺、心、肾上腺、肾、输尿管、膀胱、生殖腺。 （2）足内侧反射区：颈椎、胸椎、腰椎、骶骨、尿道、前列腺。 （3）足外侧反射区：生殖腺。 （4）足背部反射区：腹股沟管、胸部淋巴结（胸腺）。
常用手法	（1）足底部反射区：拇指指端点法、食指指间关节点法、拇指关节刮法、食指关节刮法、拇指推法、擦法、拳面叩击法等。 （2）足内侧反射区：食指外侧缘刮法、拇指推法、叩击法等。 （3）足外侧反射区：食指外侧缘刮法、拇指推法、按法、叩击法等。 （4）足背部反射区：拇指指端点法、食指指间关节点法、食指推法、拇指推法等。
穴位按摩法	（1）按揉会阴穴：取仰卧位，以食指或中指按揉会阴穴，肾气不固用补法，湿热下注用泻法，按揉时做吸气提肛收腹动作，一张一弛，每次做20分钟。每日睡前1次，15次为1疗程。 （2）按揉关元、气海穴：取坐位或仰卧位，选准穴位后，先将两手用力摩擦搓热后，一只手托起阴囊，另一只手用中指按揉穴位，每穴按揉1分钟，边搓手边按揉穴位，交叉进行。每日1次，15次为1疗程。

续表

| | （3）取穴：三阴交、足三里、太溪、神门、内关、涌泉穴。采用点按法、点揉法。每日1次，15日为1疗程。 |

【病症自我保健】
遗精食疗法

遗精食疗方

藕节莲须汤	原料：藕节30克，莲须10克。 做法：以上二物加水适量，煎煮取汁。 功效：清热泻火。 用法：饮汤吃藕，每日2次。
百合芡实汤	原料：百合30克，芡实50克。 做法：百合、芡实加水煮熟，加糖调味。 功效：养心安神，补肾固精。 用法：随量服食。
山药海蜇汤	原料：山药50克，海蜇皮30克。 做法：以上二味加水适量煎汤。 功效：健脾益肾，滋阴泻火。 用法：每日1次服食。
车前薏米粥	原料：车前子12克（布包），薏米50克。 做法：将车前子加水煮，去渣取汁，入薏米煮粥。 功效：清热利湿。 用法：趁温热服食，连用10日。
核桃猪肾汤	原料：核桃仁50克，猪肾2个。 做法：将猪肾去筋膜，洗净，切花刀，与核桃仁一起加水炖熟，入精盐调味。 功效：温肾助阳，固精止遗。 用法：佐餐食用。